未来の医療界を牽引するリーダーたちへ

――日本医師会長回想録

横倉 義武 著

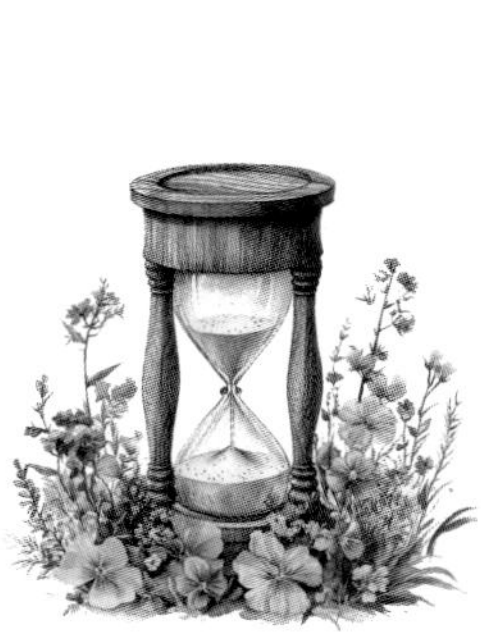

JMP
日本医療企画

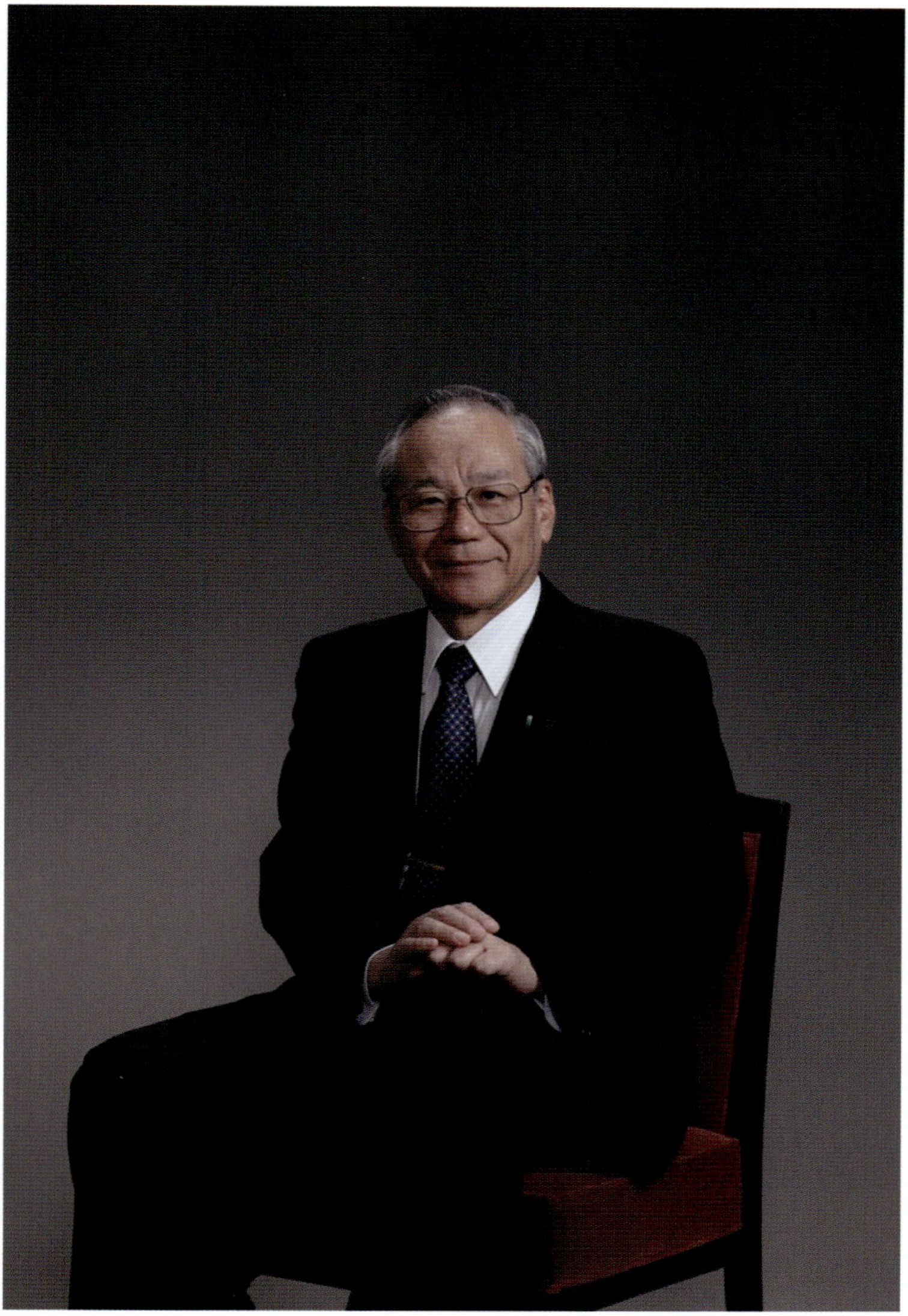

著者近影

国民・患者さんのために
人生100年時代の国民の健康とより良い医療・介護・福祉について語り合った安倍晋三総理（敬称当時）。

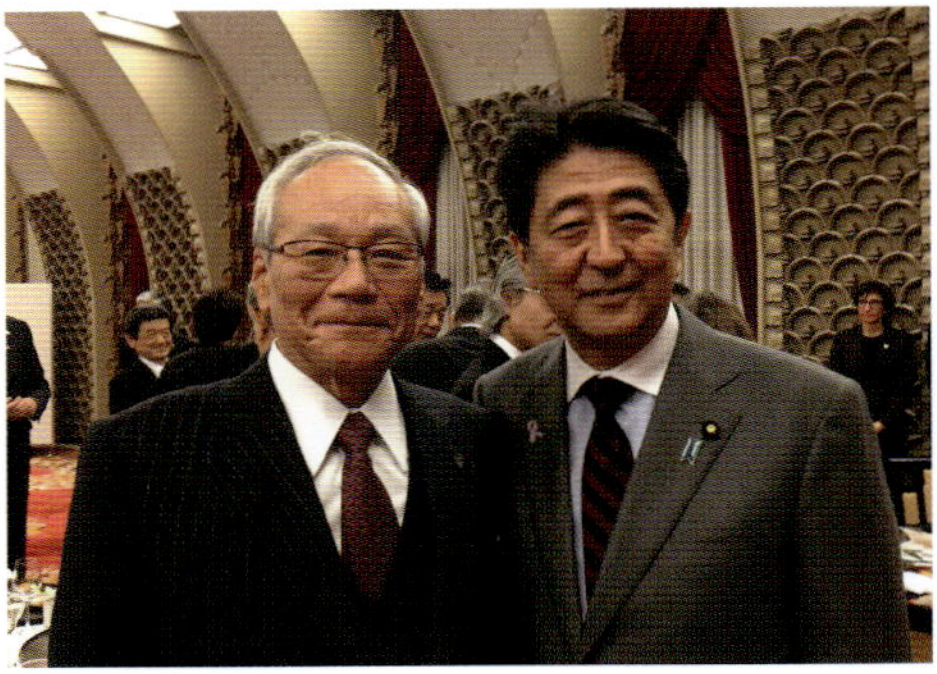

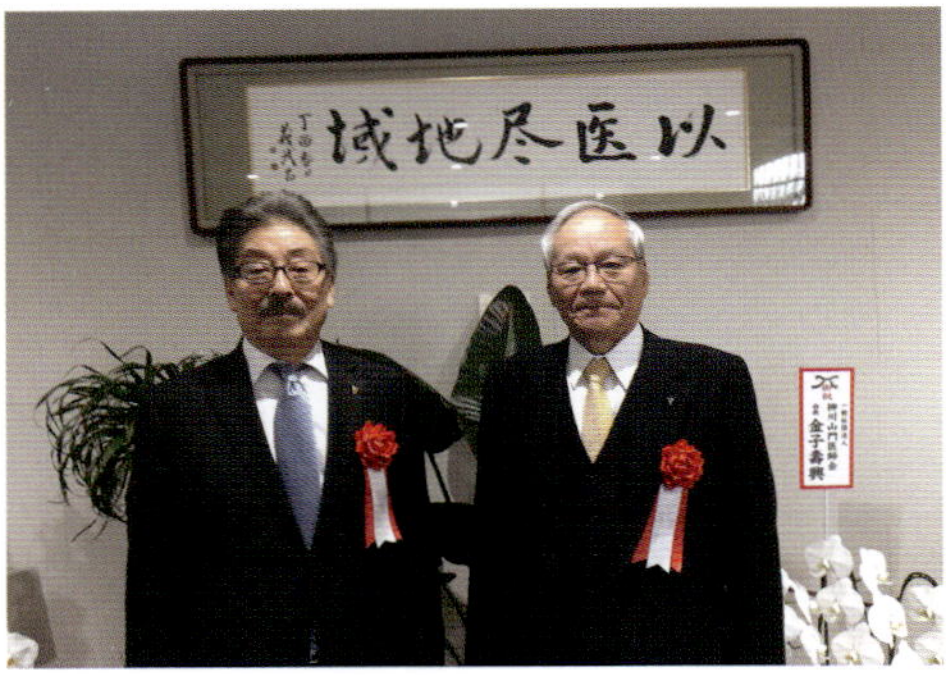

地域に暮らす人々のために
福岡県医師会長時代には専務理事として、日医会長時代には福岡県医師会長として支えてくれた松田峻一良福岡県医師会長（敬称当時）。
共に地域医療の再興を目指してきた友。

1

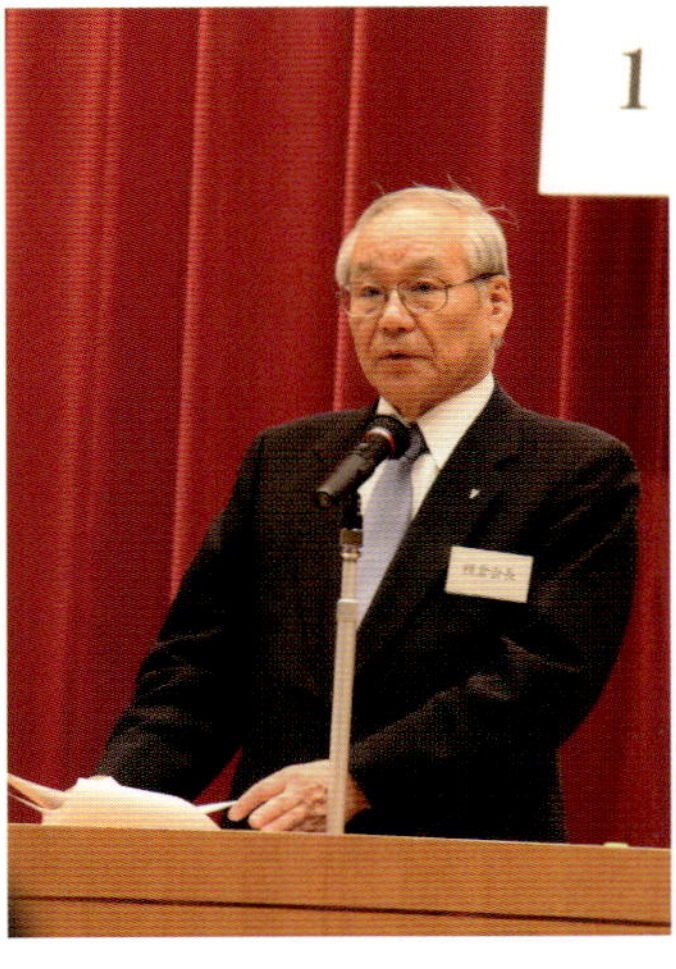

日医代議員会にて
日本医師会長として、国民にとって最良の保健医療福祉を実現するため一層努力すると表明。そして継続と改革、地域から国へをスローガンとして、国民と共に歩む専門家集団としての医師会を目指していく。

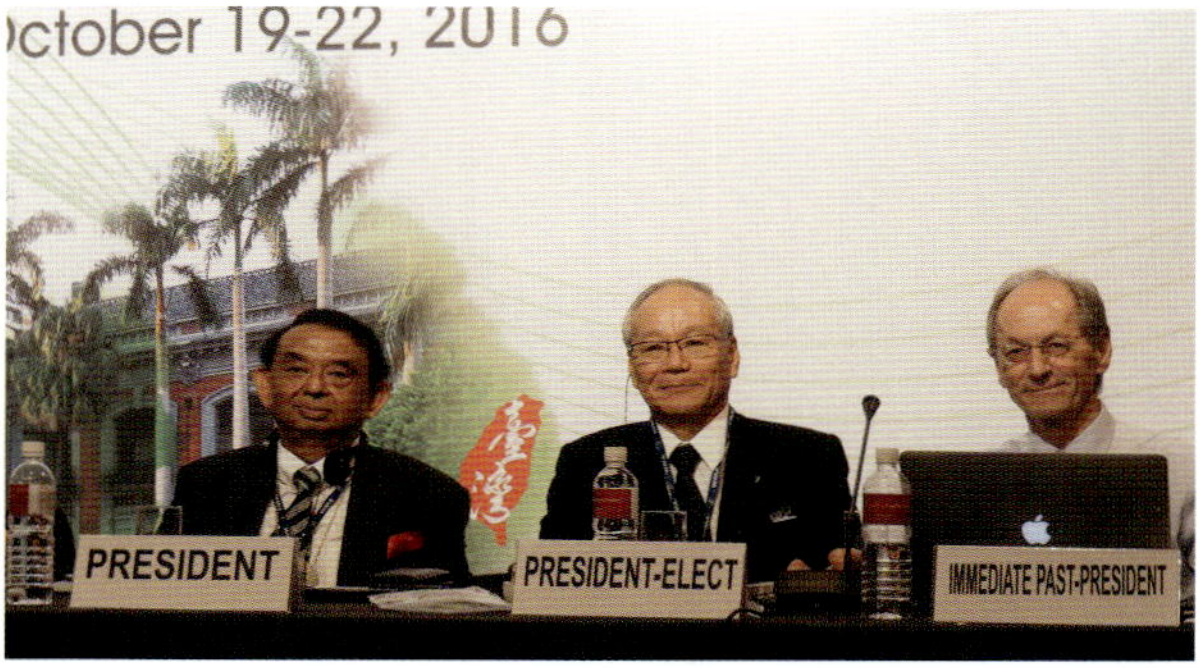

ケタン・デサイ
世界医師会長
インド医師会元会長

横倉義武
世界医師会次期会長
日本医師会長

サー・マイケル・マーモット
世界医師会前会長
イギリス医師会元会長、
London University College
疫学教授

世界中の人々の幸福のために

世界医師会シカゴ総会2016にて、世界医師会次期会長に選出された。
翌年シカゴ総会における会長就任挨拶では日本の国民健康寿命を世界トップレベルにまで押し上げた我が国の医療システムを世界に発信し、世界の人々の幸福の実現に貢献していくと宣言。

ユニバーサル・ヘルス・カバレッジ（UHC）の推進

WMA会長退任の節目となるレイキャビク総会2018。WHOとUHCの推進をテーマとする覚書を締結するなど世界医師会長としての活動を振り返るとともに、引き続きUHC推進に取り組んでいくと表明。
<写真右からジョン・スネーデル元世界医師会長、グズニ・ヨハンネソンアイスランド大統領、著者、レイニュー・アリングリムソンアイスランド医師会長（敬称当時）>

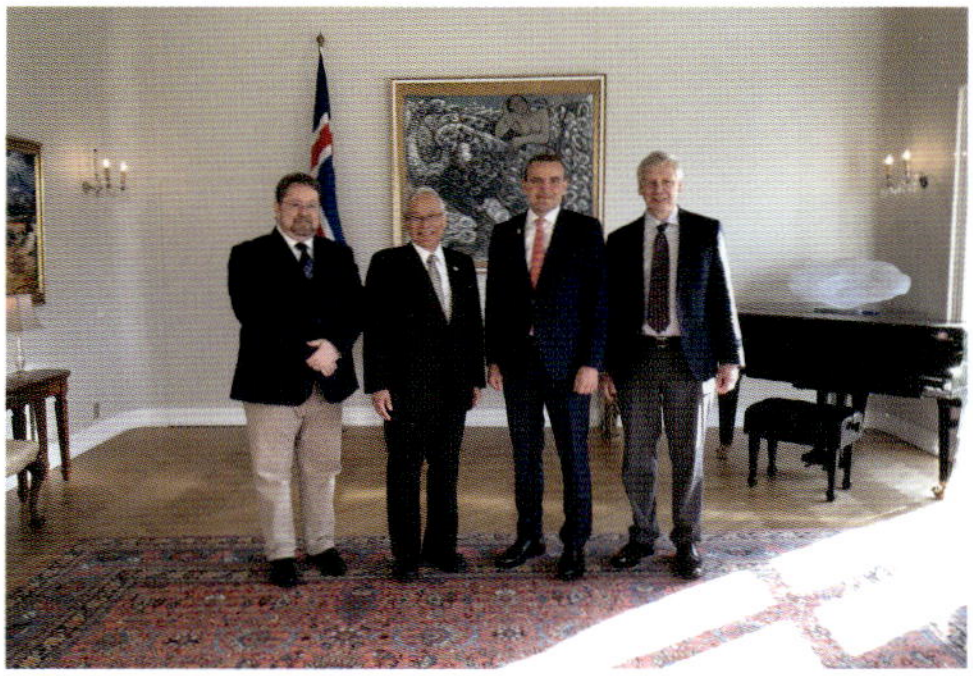

アジアの人々のために

アジア大洋州医師会連合（CMAAO）タイ総会2016にてタイ医師会の方々と。
翌2017年、第35代アジア大洋州医師会連合（CMAAO）会長に就任。

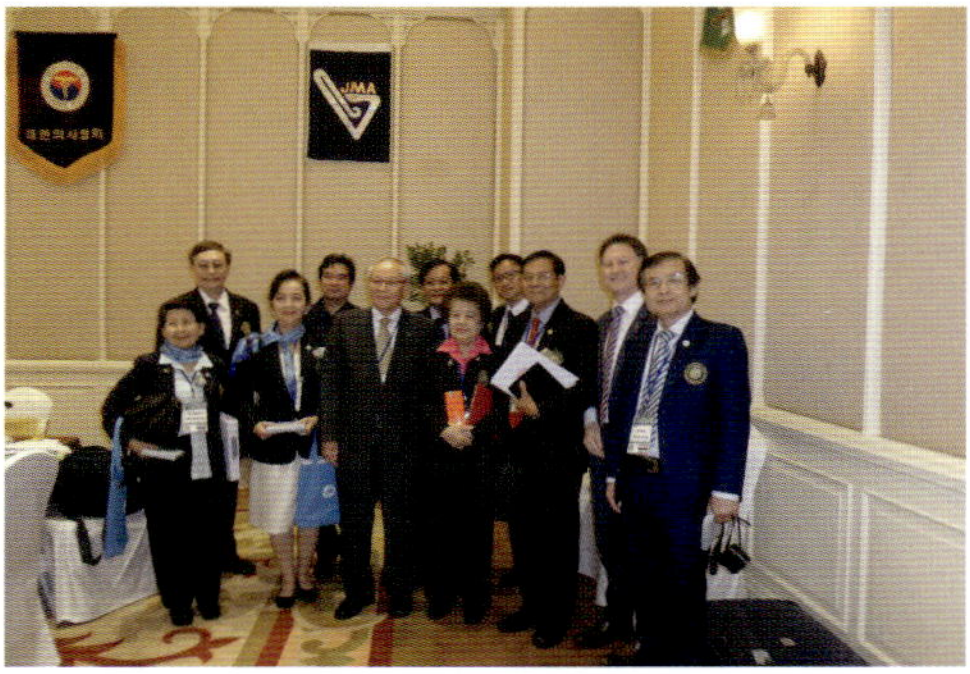

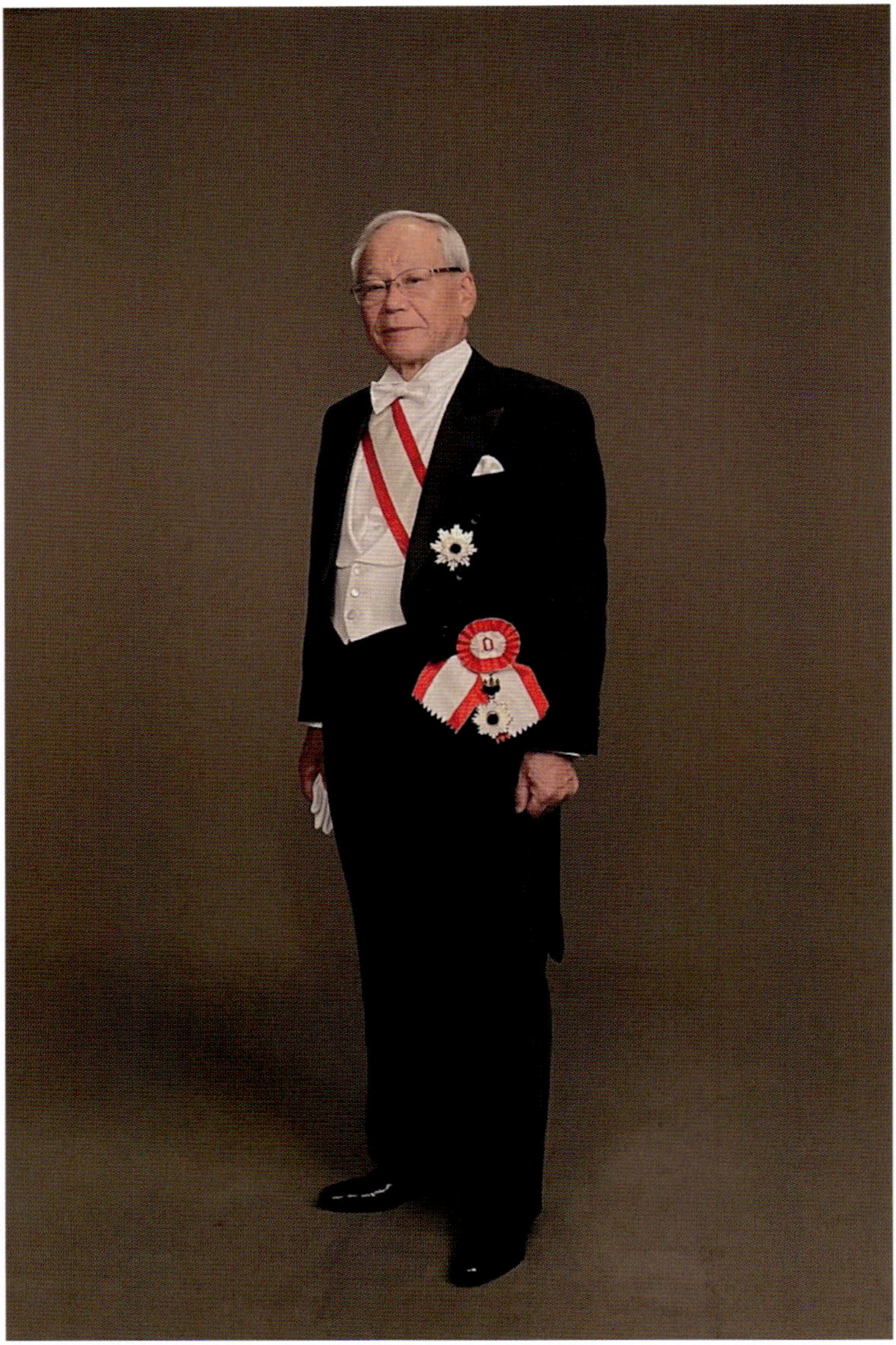

令和３年　春の叙勲　旭日大綬章受章

はじめに

横倉義武と申します。平成二四年から令和二年までの四期八年間、日本医師会長を拝命し、平成二九年には世界医師会長をつとめました。生まれは一九四四年、昭和一九年八月九日が私の生まれた日でございまして、母親の話によれば、生まれて三時間後に空襲警報がなって防空壕に連れ込んだよというような話でございました。福岡市で生まれて、昭和二〇年初めに母親の出身地である三池郡高田村に疎開しました。三池郡は昔は炭鉱で有名な大牟田市をほとんど含んでおりまして、大牟田市の拡張に伴って一郡一町というのが長いこと続いてきた地域でございます。戦争から疎開するという形でそこに行ったわけでありますが、もちろん私は記憶がありませんけれども、そこと福岡市内を行き来していたそうです。福岡市の方には自宅があって伯母たちが住んでおりましたので、その行き来の道中、西鉄電車に乗ってるときにグラマン（戦闘機）の機銃掃射にあって数人の方が亡くなられ、私も危ういとこで命を落とすとこでしたが、たまたまその電車に乗り合わせていた――後で思えば私の歯の主治医になっていただいた方なんですけれども――九大歯学部の学生に助けられて事なきを得たというふうに、生まれてこのかた常に命と関係があるような話ばかりでございます。

医師となり医師会活動に携わる

昭和四四年に久留米大学医学部を卒業して外科の教室に入りました。私の所属した外科は当時、心臓外科と胆道外科の二つの柱でなりたっていまして、心臓手術は九州で一番、日本で四番目に手術件数の多い大学で先進的な外科医としての教育を一五年間くらい受けて、その間ドイツ留学もしながら、外科医として後進の指導もしながらということでございました。一方、父は地元で病院をしておりまして、別の仕事で、というのは県の教育委員になったのですね。病院を不在にすることが多いということで、病院がつぶれるから戻ってこいという話になって帰らざるを得なかったということであります。私の病院は、戦後、軍医であった父が、当時無医村に近い状態であった高田村の村長に頼まれて診療所を開設したのが始まりでありますが、昭和二〇年代は国民病として結核が日本全土に猛威をふるっていた頃で、父は国立療養所に入院できない結核患者さんの治療のために、入院できる病棟を私財を投じて開設したといういきさつがございます。

昭和五八年地元に戻った私は、病院勤めをしながら、医師会の仕事にも携わるようになりました。昭和六三年に大牟田医師会の役員となり、平成二年には福岡県医師会の理事、その後専務理事・副会長・会長となり、平成二二年には日本医師会副会長、平成二四年に会長と続きますので、ちょうど丸々平成時代の三〇年間はずっと医師会活動がメインの生活をしていたことでありました。

日本医師会長となる

平成二四年日本医師会長に就任したとき、日本医師会は「国民と共に歩む専門家集団」であると、そのような医師会を目指してまいりました。国民皆保険というものは世界中から「日本の国民は本当に幸せだね」といわれている制度であります。世界医師会を含めて様々な行事で海外に出かけていきましたが、そのとき添乗員の方に「一番苦労するのは何ですか」と尋ねると「外国で自分の連れている旅行者が病気されたときが一番困ります」とおっしゃっていました。「日本ぐらい良いところはないですね」ということをいわれたことがあるのですが、それぐらい世界中から見れば優れた制度だと思います。こういう制度が崩れないようにしっかりと守っていく、維持していく、そしてまたより良い方向に少しずつ改善をしていくということに重きをおいてきました。

世界医師会長となる

平成二九年一〇月、シカゴで第六八代の世界医師会長に就任いたしました。日本医師会の会長として世界医師会長に就任したのは三人目でありますが、一人目は昭和五〇年に第一一代会長の武見太郎先生が就任されました。このときの日本の高齢化率は七％でありました。まだまだ日本は若い国であった。経済成長の非常に盛んなときでその経済成長の過程において公害病とか環境汚染などいろいろな課題がありました。それを克服するために様々な政策を訴えられたわけであります。平成一二年には第一五代会長の坪井栄孝先生が世界医師会長に就任されましたが、そのときの高齢化率が一七％であります。いよいよ高齢者介護というものが必要になったということで日本では介護保険制度がスタートした年でありました。そして私が就任した平成二九年には日本の高齢化率は二七%、四人に一人は六五歳以上の高齢者ということで、新たな医療提供体制をつくり上げていくかという大きな課題に直面しているわけであります。

高齢化社会は、スピードの違いこそあれ世界各国が共通して対応すべき大きな課題であります。日本の健康寿命を世界トップレベルにまで押し上げた背景には、UHC(ユニバーサル・ヘルス・カバレッジ)としての国民皆保険があり、これは世界が経験したことのない高齢社会を安心へと導く世界モデルとなる。私は世界医師会長として、この優れた医療制度を世界に発信することによって、世界中の人々の幸福の実現に貢献しようと思ったわけであります。

本書の構成

本書は、私が日本医師会長をつとめた平成二四年から令和二年までの四期八年の総括であります。後に続く人たちのため、日本の医療の未来のため、日本医師会長を拝命した一人として、これまで考えてきたことを記録に残すべく、このたび筆をとることにいたしました。

少子高齢化の我が国は、コロナパンデミックという国家的危機に見舞われながらも、AIなどの科学技術の進歩は着実にすすみ、それと相まって医学もさらなる進化を遂げています。これからどのような時代になるのか。予期せぬ変化の多い時代に翻弄されることなく、「医師として生きる」とはどういうことか、未来の医療界を牽引するリーダーとなるすべての方々たちに私が考えてきた医療の使命や本質というところを送ります。また医療政策に馴染みのない方々に関心をもってもらう入門書としても本書を手にとっていただき、医師はもちろん一般の方々も含めて幅広い読者におかれまして、人生一〇〇年時代の我が国の医療政策について様々な考えを巡らせる一助となれば幸いであります。

第1章は、私が日本医師会長として心得えたことについて、第2章は、人生一〇〇年時代の我が国において高齢社会とどう向き合っていくか。高齢社会を豊かにする健康寿命の延伸の重要性にふれつつ、病気や障害を抱えたときの医療・介護・福祉・生活を支える地域包括ケアと日本の医療が抱える課題について総論的な話を述べます。

第3章には、健康寿命の延伸や地域包括ケアのなかで重要な役割を果たすかかりつけ医とその機能について、福岡時代から考えてきたこと、日医会長として取り組んできたことを述べています。いま国の審議会ではかかりつけ医機能が発揮される制度整備についての議論が行われており、その検討結果を受けて令和七年四月から全国各地で具体的な制度整備が始まります。そのような、かかりつけ医・かかりつけ医機能について改めて考える時期にあることを受けて綴ったものでございます。

第4章から第5章は、各論的な話として、社会保障としての医療、規制改革と医療、AIと共につくる新しい医療のかたち、有事における医療、医療事故調査制度、医療基本法、そして世界医師会の話題にふれています。

最後の終章には、君たちはなぜ医師になったのか。もういちど医師としてのマインドを見つめなおしてほしいという願いも込めて若手医師に向けたメッセージで締めくくりました。

目次

第2章　人生一〇〇年時代　高齢社会とどう向き合うか……25

第3章 かかりつけ医を振り返る……67

第 1 章

日本医師会長としての心得

先達の意思を継ぎ「国民医療を守る」

私は日本医師会長として、日本医師会の目指す方向性として、「継続と改革」「地域から国へ」という大きく二つのテーマを掲げました。日本医師会は、大正五年に前身である大日本医師会がつくられて以来百年の歴史をもつ、医師による初の全国統一組織でございます。これは初代会長北里柴三郎先生の功績によるものであります。その後、戦時中、戦後を通じて様々な政治との関わりのなかで変遷をきたしながらも、医師のプロフェッショナルな集団としては唯一存在をしているという理解を私はしております。テーマの一つに「継続」を掲げたのは、なぜ医師会というものが組織されたかということをおろそかにしてはいけないと思うからであります。私どもの集団というのは、やはり国民の健康を守るためにある集団であると強く思います。その目的を常に明確にしておかなければならないと思っております。日本の国民の健康を守る、国民の医療を守るということは、日本医師会発足以来の、組織としての本質であり使命であろうと思うからであります。そういうことでこの「継続」を掲げさせていただきました。今の日本の制度、いわゆる病気になったとき、若しくは健康に障害が生じたときには、いつでもどこでも誰でも医療にかかることができる、私どもはこれを国民医療という言葉で呼んでおりますけれども、そういう制度を絶対に壊してはいけないと思います。その裏付けとなるものとして国民皆保険という体制があるわけでありますので、この国民皆保険というものの崩壊を招くようなことにならないように常に注視しています。

一方「改革」につきましては、当然、時代の流れによって様々な変化はありうるわけであります。特に医学の進歩は非常に早い進歩をしております。そういう進歩においていかれないよう、進歩する医学を適切に国民の方に享受していただけるような仕組みづくりを政府に要求していったということでございます。

地域から国へ

二つ目の大きなテーマとして「地域から国へ」ということを掲げました。日本は中央集権の国家であり、特に厚労行政のなかでは多くの部分が国で決められます。それもかなり細部にわたって国で決めるのです。すべてを国で決めて、地方にこの通りしなさいということで果たしてよいのだろうかと思います。狭い国土でありますけれども、地域によってずいぶん状況は異なります。地方に行けば医師の数も非常に不足しているところもあり、看護師さんの数も非常に不足している地域もあります。医療の安全を確保することについては、国の方針は明確にすべきだと思っておりますが、それ以外のところについてはそれぞれの地域の実情に応じたものの方がよいのではないかと思っております。例えば、医療計画や地域医療構想ひとつとってみましても、中央で方向性を決められたら、その通りしなさいということが今まで多かった。しかし、医療資源といいますか、医療機関がたくさんある地域とそれが不足している少ない地域では、計画のつくり方も当然違ってきて当たり前ではないかと思うのであります。

患者さんと最前線で向き合う地域医療を歪めることのないように、そのようなことがあれば改善を求め、国民患者のためのよりよい医療介護を社会全体で共につくりあげていくため、この「地域から国へ」というものをテーマに掲げたということであります。

国民と共に歩む医師の専門家集団

日本医師会は、政治団体であるとか開業医の利益団体であるとか、しばしばそういったことをいわれるわけでありますが、日本医師会は民間の学術・職能団体でありまして、開業医と勤務医の比率は近年では勤務医の会員の方が多くなってきています。どうしてそのようなイメージで語られるようになったのかについては様々に考えられるところはありますが、一般の方々の抱く「イメージ」と医師会活動の「実際」とが大きくかけ離れているのではないでしょうか。日本医師会がどういうことをするところかということについて、なかなか国民の皆さんのご理解を得られないという思いがありました。

そこで、私は会長になったとき、「日本医師会は国民と共に歩む専門家集団」であるということを掲げ、日本医師会は何をするところかということを国民にわかりやすく明確にすべきだろうと、日本医師会という組織のあり方を明確にした綱領なりというものをつくるべきではないかと考えたのであります。日本医師会の定款には、組織の目的として、「医道の高揚、医学及び医術の発達並びに公衆衛生の向上を図り、もって社会福祉を増進する」ということが書かれているわけでありますが、これが非常にわかりにくい。国民に対して我々はこういう団体だということをわかりやすく明確に示す。そして会員の先生方には、我々はこういう誓いを立てた組織であるということを認識していただくというのが重要であろうと思ったのであります。そうすることで、国民からみて閉鎖的であった、そんな閉ざされた医師会から「開かれた医師会」をつくろうとしたのであります。

そして会長に就任するや否や会内に委員会を設置して、当時東京都医師会長であった故野中博先生に委員長になっていただき検討してもらいました。一年間委員会で議論していただいて、平成二五年六月、日本医師会の組織倫理として「日本医師会綱領」を定めるに至ったのであります（**図1**）。

「日本医師会は医師としての高い倫理観と使命感を礎に人間の尊厳が大切にされる社会の実現を目指します」と大きく宣言するとともに、四つの項目についてこれを誠実に実行することを約束しますと書かれています。誰に約束するかというと国民に約束するのであります。これが日本医師会の代議員会にて全会一致で議決され、みんなで斉唱するまでの団結をみて、これまで進めてきたわけでありますが、これからも継続されていかなくてはならない基本となる考え方です。

日本医師会綱領

日本医師会は、医師としての高い倫理観と使命感を礎に、人間の尊厳が大切にされる社会の実現を目指します。

一　日本医師会は、国民の生涯にわたる健康で文化的な明るい生活を支えます。

二　日本医師会は、国民とともに、安全・安心な医療提供体制を築きます。

三　日本医師会は、医学・医療の発展と質の向上に寄与します。

四　日本医師会は、国民の連帯と支え合いに基づく国民皆保険を守ります。

以上、誠実に実行することを約束します。

平成二十五年六月二十三日採択、第百二十九回日本医師会定例代議員会

図１　日本医師会綱領

二つの判断基準と三つの柱

日本医師会として国の政策に関わる場面は多くありますが、私どもの政策の判断基準は二つあると示してまいりました。一つは、「国民の安全な医療に資する政策かどうか」ということ、そしてもう一つが「公的医療保険による国民皆保険を堅持できる政策かどうか」というものであります。やはり私ども医師の責務というのは、日本医師会綱領にも述べていますが、国民が健康で文化的な生活を生涯にわたりおくる手助けを行うことです。そして医学医療の恩恵は広く国民に還元されるべきであります。そしてその還元

される医学医療をしっかりと現場で伝えていくのが医師会であるという意識を常にもってほしいというお願いをしてまいりました。

さらに三つの柱として、「地域医療を支える」、「将来の医療を考える」、そしてこれらを取り巻く諸課題について共に考え、地域全体、日本全体で協力して様々な取組みを行い社会貢献していくためには、全国的に「医師会の組織をつよくする」ということも必要であります。

医師会が果たす社会的役割

これまでも急性期から慢性期、回復期、通院、在宅医療と切れ目ない医療を提供することにより国民の健康と安心を支えてまいりました。そういうなかでこれを介護まで含めた形で、切れ目のない医療・介護という視点で進めていくことが大変重要になっております。医師会が地域連携に果たすべき役割としましては、ひとつには医療現場の意見を集約して行政に働きかけ政策に反映していくということで、国や自治体行政のカウンターパートナーとして審議会や計画作成等に参画しています。

とくに高齢社会では、どうしても介護というものが医療と不可欠な状況にあるわけでありあます。そうなりますと、地域の医療連携を構築していくために様々な関係者を取りまとめているのは地域の医師会でございますので、地域医師会が調整役となって病院・診療所を含む医療・介護施設との連携体制を構築することが必要になるということになります。先進的な地域で様々な取組みが行われて、特に尾道方式など、他にも様々な取組みが行われています。そのような先行的な取組みを参考にして全国すべての地域でそれぞれの地域特性に合う体制づくりができるようにすべきです。すなわち、共通する部分は先駆的な取組みをされているところをモデルとして、その地域に合った形でつくり上げていくということが必要であろうと思っております。過疎地域で、一つの自治体の圏域ではすべてのサービスが提供できないというところにおいては、複数の自治体で連携をしていくということが必要だろうと思います。

第 2 章

人生100年時代
高齢社会とどう向き合うか

さて人生一〇〇年時代といわれるようになりました。一〇〇歳を超える方が今一〇万人ぐらいいらっしゃると思いますが、これからもっともっと増えていくと思います。世界中の国も高齢化の波にさらされており、日本がどのような高齢対策をしていくかということは世界中がみておられます。そして明るい長寿社会をつくっていくためには何よりも健康が第一だろうということで、予防や健康づくりの推進のために医師に何ができるかということ。そしてそういうなかでの「かかりつけ医」というものがどう役割を果たしていくかということをお話しさせていただきます。

1 高齢社会を豊かにする健康寿命の延伸

まず我が国の平均寿命でありますが、昭和三五年には男性六五歳、女性七〇歳ということでございました。その後、国民皆保険が達成した昭和三六年から、我が国は医療にかかりやすくなりました。さらに栄養の面とか衛生環境の整備も進んで、感染症もだんだん少なくなってきたということで平均寿命はどんどん伸びて、平成三〇年には男性八一歳、女性八七歳という高齢社会になってきました。昔は七〇歳を過ぎた方をみると大変おじいさんだなと思っておったのですが、私も今年八〇歳になります。自分がこの年になってくるとまだまだ元気で頑張れるぞという思いでありますので、人生一〇〇年時代ということはそう当たり前の社会になってくるかなというふうなことであろうと思います。

大切なのは、その間をいかに予防して健康に過ごしていくかということであります。つまり健康寿命の延伸に貢献していくことでありますが、高齢になってくると病気になることが多いということで医療費の負担が増える、社会保障費が増えすぎるという視点からいろいろと議論されます。会長四期目の令和元年には、社会保障改革をやっていかなきゃいけないということで全世代型社会保障検討会議というのが始まり、一二月の年末に中間報告が出て令和二年までに報告書をまとめるということで議論が行われました。この社会保障改革で主眼とされていたのは「国による医療・介護に対する支出の抑制」でありますが、これによって結果として質が低下をするということでは国民の理解は得られないのではないかという考えでございました。以前、高齢者医療制度というのが導入されたときにも、やはり国民の皆さんから非常に強い反発がありました。住み慣れた地域で自分らしく生活したい、生涯を全うしたいという国民の願いがあるわけでありますので、その願いをすべての関係者が共有してこの令和の時代は社会の格差が拡大しないようにちゃんと社会保障を充実させていくということが大切であります。

健康寿命が伸びていくことによって、若年世代からの予防健康づくりということで、さまざまな新しい産業の創出が期待できます。雇用拡大や経済成長にも繋がるということで税収が増え、社会保障財源も確保できるということ。健康な高齢者の増加によって医療費介護費の伸びの軽減につとめられるということもあります。また生涯現役社会ということで雇用の延長や第二・第三の社会参加ということで、税収増や社会保障財源の確保等にもつながってくるということで、社会保障制度の堅持に繋がるのではないかと主張いたしました。

生涯健康診断

私どもはお母さんのお腹の中にいるときからずっと毎年定期的に健康診断を受ける仕

組みがありまして、これが予防と健康について考える機会のひとつとなっています。乳幼児健診、学校健診また事業所健診や特定健診、そして高齢者の健診というふうにあるわけでありますが、健診の結果こういう異常がありますよということがわかる。その時にそのままにしておくと、七五歳過ぎたらこういう状態になる。だからそうならないようにはどうするかということを医師が一緒になって考える健康教育を必ずこの健診のときにしていくということが非常に重要になります。健康診断というのはその時点の健康のチェックでありますけれども、それと同時に将来の自分の健康状態がどうかということを考えるための重要なものであります。こういう健康診断というものをもっと体系的にできないかということが問題意識としてありました。

といいますのも、乳幼児健診は厚生労働省が主管する母子保健法によって、また学校健診は文科省の学校保健安全法によって、そして成人になって社会に出た場合には事業所健診は労働基準局の労働安全衛生法によって、また四〇歳以上になりますと特定健診ということで医療保険者が保険者になるわけであります。この管轄は当時のものでありますが、バラバラに分かれている。七五歳以上は後期高齢者の健診ということで、高齢者の医療確保のもとで行われるというわけで、そのデータを一貫した管理がされていないということがわかるわけであります。このような問題意識が徐々に国にも理解されてきまして、国民一人ひとりの生涯にわたる健康や医療の記録を集積したＥＨＲ（電子健康記録）や、個人の健診・医療・健康情報などを国民患者が把握して閲覧できる仕組みとしてＰＨＲ（パーソナルヘルスレコード）の整備が進められており、これまで以上に患者さんの個性に合わせたより良い保健医療のかたちを目指していく流れにあります。

さらに健診受診率の向上を図ることも必要であります。とくに四〇歳以上の方々には毎年健診を受けていただいて、その健診のデータと生活習慣をみていくと、こういう生活習慣で今のデータであれば、五〇歳すぎるとこういう病気が起きてきますよというのは、我々はいろいろ予測がつくわけでありますので、しっかりとデータを踏まえて健康を維持していくということが重要であろうと思っています。日本には、四〇歳以上の方々を対象とする特定健診というものがありまして、これが平成二〇年にはじまって受診率は上昇傾向にありました。平成二二年の受診率は全体で約四割（四三・二％）でありましたが、保険者間で大きな差があるわけですね。市町村国保と協会けんぽは約三割（市町村国保三一・〇％、協会けんぽ三四・五％）、組合健保と共済組合は約七割（組合健保六七・三％、共済組合七〇・九％）、このような状況でありました。全体の受診率を上げて、さきほど申しましたような自分の健康が将来どうなるかということも考えていただく。そして生活習慣を改善するところがある方には、共に改善に向けて伴走するかかりつけ医の存在が大きな支えになると思っております。

国の健康づくり政策

健診の他にも健康づくりに関わる様々な取組みが行われてきました。昭和五三年に国民健康づくり対策が始まり、昭和六三年の第二次を経て、平成一二年の第三次国民健康づくり対策では一次予防を重視して健康増進を図る国民運動として「健康日本21」がはじまり、二一世紀の我が国の健康づくりの方策を考えていきました。その過程の平成一四年には医療制度改革の一環として健康増進法がスタートしました。平成二五年には「健康日本21」は第二次を迎えているわけでありますが、その中に健康寿命の延伸と健康格差の縮小ということで九つの目標が挙げられています。主要な生活習慣病の防止、そして必要な機能の維持向上、健康を支え守るための社会環境の整備、栄養、食生活、身体活動、運動、休養、飲酒喫煙、そして歯・口腔の健康については歯周病と身体の病気との関係がだんだんわかってきて、医科歯科連携をより強めていこうということで試みが行われているところでございます。そして平成二七年度から「健やか親子21」すべての子どもが健やかに育つ社会の実現ということで計画をたててあります。しかしながら、なかなか政府だけの力ではこういう運動が定着をしないということが限界としてあるわけでありますので、民間の力を結集して協力を得ながら実施していく必要があると考えて、次節で述べます「日本健康会議」の立ち上げに至ったわけであります。

日本健康会議

私が会長二期目の平成二七年、健康保険の保険者の皆さんや事業主の方、民間団体、我々医療関係団体、それぞれが様々な取組みを進めていたなか、経済界・自治体・医療界の三二団体で構成する「日本健康会議」というものを立ち上げました。この日本健康会議は、健康寿命の延伸とともに医療費の適正化を図るということを目的として、自治体や企業、保険者における先進的な予防健康づくりの取組みを広げるという民間主導の活動体であります。代表には、日本商工会議所の三村明夫会頭と読売新聞の老川祥一氏と私が就任して、事務局長に元日本経済新聞の渡辺俊介氏が就任しました。

自治体や企業保険者における先進的な取組みをヨコ展開するために、二〇二〇年までに達成する数値目標を設定して健康なまち職場づくり宣言を採択しました。この目標を実現するために六つのワーキンググループをつくって様々な取組みを行い、健康な社会をつくっていこうということで進めてまいりました。実際に始まりましたら、みなさん積極的に取り組んでいただいて各宣言の目標達成度が大きく向上していったということで、当初の目標をはるかに上回る運動になったわけであります。

「健康なまち・職場づくり２０２０」に向けた第１期のときには八つの宣言（**図２**）を掲げておりまして、その二番目には「かかりつけ医等と連携して生活習慣病の重症化予防に取り組む自治体」を一五〇〇市町村以上にしようということでスタートいたしました。当初の目標は八〇〇市町村だったのですが、それが瞬く間に達成されていきました。また宣言4では健康保険組合の保険者と連携して健康経営に取り組む企業を五〇〇社以上にしようということや、宣言5では協会健保と保険者や商工会議所等のサポートを得て健康宣言に取り組む企業を三万社以上にすると、いわゆる大企業と中小企業のそれぞれに目標値を立てたわけであります。各宣言の達成保険者数は当初の予定よりも早く目標を達成して、特に二番目の宣言にはですね、八割強の市町村がこれを実現しているということであります。宣言4については特に健康経営に取り組んでいるところに若い人たちの就職希望者が殺到するというようなことになってきて企業としても大変良い傾向になっているということで、宣言4・5というものが達成に大きく貢献をしているということであります。非常に素晴らしい発想であったというふうに思いますし、二〇二五年を目標年とした第二期では五つの宣言を掲げて活動が続けられています。

さらに地方版の健康会議もつくりました。平成三〇年度の静岡県と宮城県に始まり、その後多くの地域で立ち上がりました。私の地元福岡でも、平成三一年一月に福岡健康づくり県民会議の総会「日本健康会議：ｉｎ福岡」が開催され、関係団体や自治体関係者

「健康なまち・職場づくり宣言2020」（８つの宣言）　2020状況

		2020状況
宣言１	予防健康づくりについて、一般住民を対象としたインセンティブを推進する自治体を800市町村以上とする。	1,024（市町村）
宣言２	かかりつけ医等と連携して生活習慣病の重症化予防に取り組む自治体を1500市町村、広域連合を47団体以上とする。その際、糖尿病対策推進会議等の活用を図る。 ＊2019年度より目標を800から1500市町村に、24から47広域連合に上方修正	1,292（市町村） 45（広域連合）
宣言３	予防・健康づくりに向けて、47都道府県の保険者協議会すべてが地域と職域が連携した予防に関する活動を実施する。	47（協議会）
宣言４	健保組合等保険者と連携して健康経営に取り組む企業を500社以上とする。	1,476（法人）
宣言５	協会けんぽ等保険者や商工会議所等のサポートを得て健康宣言等に取り組む企業を３万社以上とする。 ＊2018年度より目標を１万社から３万社に上方修正	51,126（社）
宣言６	加入者自身の健康・医療情報を本人に分かりやすく提供する保険者を原則100%とする。その際、情報通信技術（ICT）等の活用を図る。	2,325（保険者）
宣言７	予防・健康づくりの企画・実施を提供する事業者の質・量の向上のため、認証評価の仕組みの構築も視野に、保険者からの推薦等一定の基準を満たすヘルスケア事業者を100社以上とする。	124（社）
宣言８	品質確保・安定供給を国に求めつつ、すべての保険者が後発医薬品の利用勧奨など、使用割合を高める取組を行う。	995（保険者）

図２　日本健康会議「健康なまち・職場づくり宣言2020」
（出典：日本健康会議2021講演資料）

など一一〇団体およそ三〇〇人が集う場に演者としてお招きいただきました。神奈川県でも健康会議がスタートしたということであります。このような全国的な取組みと地域密着の取組みの双方が相まってより健康な社会づくりに貢献できればという思いでございます。

予防健康づくりに貢献するかかりつけ医

元気な高齢者が増えている、健康寿命が延びているということは、多くの方々が実感するところでありますが、データからもみてとることができます。高齢の方の体力や運動能力を測定した調査がありまして、例えば六分間にどれだけ歩けるかという運動能力については、平成一〇年に六五歳から六九歳の方が歩いていた距離と、令和元年の七五歳から七九歳が歩ける距離はほぼ同じ。ということは、運動能力は二〇年の間に若返っているともいえるわけであります。元気な高齢の方が増えてきた、増やすような健康づくり政策をこれまで行ってきたという背景もあります。このように高齢化というのは、なにも悲観するばかりではなく、健康な高齢者がどんどん増えてくるということは社会の活力にもつながることであろうと思います。そして今、サクセスフル・エイジングということが考えられてきました。これまでは、高齢者が増えるということは成人病や疾病障害など高齢機能、ネガティブな側面に焦点を当ててきたわけでありますが、もっとポジティブに考えていこうではないかということであります。ポジティブに考えていくと、高齢社会というのもそう悪くないではないかということであります。病気や障害がないように我々医療の面でサポートして、また人生の積極的関与をいわゆる社会参加をしていくということが重要になります。身体機能や認知機能を維持して豊かな年の重ね方をすることによって、高齢になってもなお健康で自立し社会に貢献できるということにしていくことが重要であろうということであります。特に人と人の交わりということは非常に重要でして、よくですね、七〇歳を超えても仕事をさせるのかということを言われることがありますが、七〇歳を超えても人と交流をすることができていますと、それが病気の予防になり、とくに認知機能の維持には非常に良いことで、認知症の発症を遅らせることにも繋がりますので、医療の力で健康の後押しをしようということであります。

人生一〇〇年時代ということで、神奈川県の黒岩知事と衆議院議員の小泉進次郎氏の三人で対談をした記事が二〇一九年の読売新聞に載ったわけでありますが、そのなかで私が申し上げたのは、いま医師の役割は広がっているということです。医師がその専門知識を生かしながら健康を後押しするような取組みを地域で展開することが期待されています。人生一〇〇年時代をしっかり明るく健康な一〇〇歳を迎えていけるように、そのために重要になってくる予防・健康づくりにあたって、我々医師も運動や食事、睡眠などの生活習慣についても、医療面からしっかり支えていくことが必要となります。

たとえば、生活習慣病やがんの主な要因としては、喫煙、飲酒、食生活、肥満、運動というふうにわかっているわけでありますので、ご自身の健康について、特に四〇歳を超えてくるとしっかりと意識してもらうことが重要となります。また小児期の肥満というようなことも課題として今あるわけでありますので、それも含めて自分の健康を意識するようにしてもらいたいものです。「一に運動、二に食事、しっかり禁煙、最後にクスリ」という標語がありましたが、最近あまり聞かなくなって、もういっぺんこういう標語をしっかりと言おうということもしております。健康を意識して、健診を受けて健康状態を把握する、そして適切な保健指導や医療介護につなげるというのは、やはりかかりつけ医の大きな役割のひとつであろうというふうに思うのであります。

2

高齢社会を支える地域包括ケア
――かかりつけ医を中心としたまちづくり

いにしえより国民の生命と健康を守るために大切なことは、ただ病気のみぞ診る医師ではなく、人を診るかかりつけ医であり、かかりつけ医を中心としたまちづくりであると考えています。幸にして、国も同様の方向性の政策を次々にうってきていただいています。地域医療を支えるためには、やはりそれぞれの地域の行政と医師会が連携をすることによって、さまざまな医療と高齢化を見据えた介護というものを協力していかなければならないこと、すべての地域の医師会にはぜひ行政と協力をして、それぞれの住民のための医療介護の政策をつくっていただきたいというお願いをずっと言い続けてまいりました。そしてそれが地域包括ケアということで実際に実を結びつつあります。

高齢社会の様相

どのような疾病が増えてくるかということは、将来人口構成の予測や年齢別の人口、今までの経験からおよそ分かっているわけであります。**図3**は、明治維新のときから二一一五年までの我が国の人口の変化と今後の予測を示したものになります。明治維新のときは、日本の国の人口は三五〇〇万人をきっておりました。その後徐々に増えていくわけであります。その後人口が急増して二〇〇八年に人口のピークが来るわけでありますが、一億二八〇〇万人というのが我が国の人口のピークでありました。現在徐々に減り出しました。一年間に三〇万人減っているという状況でございます。そういう状況でありますので、日本は人口減少で大変なことになるというのはもう以前からいわれていたことでありますが、この人口問題も捉え方を変えていくことが非常に重要であろうと思います。つまり、その年その年の全ての人口の中でどういう年代の人が増えてくるかということであります。

棒グラフの一番下の部分のところがいわゆる社会参加をする、社会保障を支える皆さん方ということになります。一五歳から六四歳の勤労世代であります。一番上の部分は、一四歳未満の子どもたち、そしてその下にある部分が後期高齢者といわれる七五歳以上の方々、その下のところが六五歳から七四歳までの方々であります。これを見ていますと、一九八五年から九〇年代初めがですね、一五歳から六四歳の勤労世帯といわれる、社会を支える側の方々の割合が一番多かった頃で約七割を占めていました。その後徐々にそれが減っていくということで社会保障の継続性が大変だという話がされるわけであります。人間の寿命というのは、生物学的には一一五歳から一二〇歳が上限だろうといわれております。いかに医学や医療が発達してもそれ以上は生命の限界ということがいわれているわけでありますので、この間の今後の人口の割合をどう考えていくかということであります。徐々に勤労世代は減るわけでありますが、しかしながらこの上から二番目の六五歳から七四歳の方々ができるだけ社会参加をしていけるようになりますと、そうそう心配はいらないよということで、健康寿命の延伸が大切であるということが理解できます。

一方、病気となり介護を必要とする高齢の方々を支える仕組みも同時に必要であります。二〇二五年に団塊の世代が七五歳以上となり、その後高齢者人口の増加は緩やかに

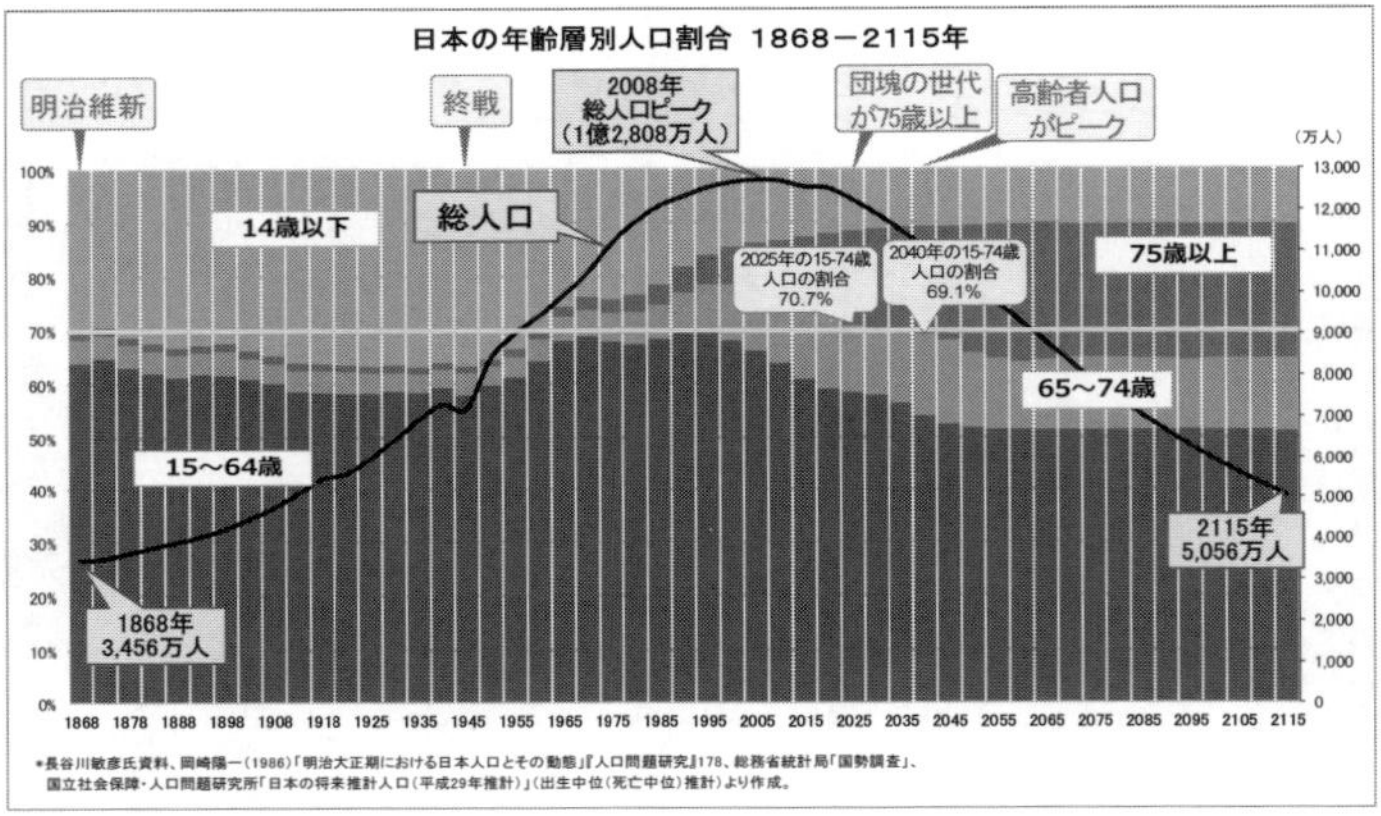

図３　日本の年齢層別人口割合（出典：長谷川敏彦氏資料ほか）

なっていきますが、八五歳以上の人口はなお増え続けていきますので、医療介護の複合ニーズは一層増えてまいります。高齢になりますと、医療のかかり方も、若いときとは様変わりしてきます。若いときには、医療圏や都道府県域を超えて医療機関に受診できていたという方々も、高齢になってくると近所の医療機関までは行けるけれど遠くには行けないという状況になってくる。遠くに行けない高齢者の方に対してしっかりとした医療提供しなければいけないわけでありますので、そのときどうするかということであります。そこで予測できる医療ニーズをもとに、それぞれの地域で医師会と行政が地域連携についてしっかり議論してほしいということをお願いし続けてきたということであります。そういう中で特に重要なのは、医療機関間の協調であります。それぞれの医療機関が自分たちの得意な分野はこれだということをお互いに共通認識をしていって協調して、この高齢化時代の医療・介護連携というものをおこなっていくということが重要であろうと思います。

高齢者の心身特性

年齢を重ねるにつれて免疫力や治癒力は自然と減退してまいります。そのため全身状態が急速に低下しやすいということで、その結果、高齢者は罹患しやすい多疾病性で、認知症や廃用症候群に陥りやすいという特性があります。高齢者医療は生活機能を重視していくこと、ＱＯＬを確保することが重要であるという認識を我々医師がしっかりもっておく必要があるということであります。

七五歳以上の疾病発症リスクでございますけれども、今までの我々の経験から七五歳になると疾病が発症するリスクが高く、入院受療率も急激に高まるわけであります。外来受療率の方はですね、七五歳から七九歳をピークにして、もちろん総人口も減ってくるわけでありますけれども、だんだんと外来に通院できない状況になってくるということがあります。そして七五歳以上の方は悪性新生物より脳血管疾患や心臓疾患が上回るかたちで疾病構造が変化していきます。脳血管疾患の方の平均在院日数は非常に長くなってくるということが今までの統計からもわかるわけであります。このようなことに対してどのように対応するかということ。それと人口別の発症する疾病というものもだいたい分かっているわけでありますから、それぞれの地域で一〇年後の年齢別人口構成はどうなるかということは予測がつきます。その予測に基づいた医療提供というものをそれぞれつくっていってもらうということが重要だろうと思っております。

また、七九歳になってきますと、加齢に伴って人体の生理機能が顕著に低下してくるということがあります。心臓の機能も呼吸機能も低下してくるということ、腎臓の機能も急速に低下してくるということがわかっています。患者さんのなかには、これまでふつうにできていたことができなくなったり、気心の知れた家族や友人との死別という様々な変化をうまく受け止められず、戸惑い、不安や焦燥感を感じる方もおられます。

医師からみると、病気ではなく、年を重ねるごとに起きる自然なことであるとしても、患者さんの抱える心身状態も見過ごさないことが大切であります。

また高齢者の医療というものは、若者を相手にした医療と視点を少しずつ変えていかなければいけないということであります。七五歳未満の方々の場合は、「疾病の早期発見・早期治療」というのが非常に重要になってまいります。そして生活習慣の改善による疾病予防というものが特に若い世代では非常に重要になってくる。これをしっかりやっていくことでできるだけこういうものの発症をしないようなことができるわけでありますます。しかしながら七五歳以上の医療のあり方ということでは、疾病の早期発見・早期治療も重要でありますが、「生活の不具合の早期発見早期対応」がより重要になってくるわけであります。生活を営むための機能をどう維持していくかというところに視点をもった医療のあり方ということを考えていかなければいけない。高齢者の中には、転んで大腿骨の頸部骨折を起こして一ヶ月近くの入院リハビリをして社会復帰される方も多いのですが、生活機能が低下するとまた同じような転倒をして骨折を繰り返しますと、徐々に生活機能が落ちていくということが多いわけでありますので、その予防ということがひとつあります。また日頃から心掛けていただくことで、認知症の発症をできるだけ遅らせることができます。例えば、孤独な状況に置くと認知症になりやすいのですね。高齢になっても孤独にさせないという、社会がサポートする地域づくりを行っていかなければいけないということでございます。そして、うつの問題、失禁、低栄養ということへの対応ということも、地域ぐるみで関わることが必要になっています。そのようなときに、かかりつけ医が十分こういうことに対応できるような仕組みづくりをしておく必要があるということであります。

地域包括ケアとかかりつけ医

地域包括ケアというのは、国の定義によりますと、地域の実情に応じて高齢者が可能な限り住み慣れた地域で、その有する能力に応じ、自立した日常生活を営むことができるよう、医療介護・介護予防、住まいおよび自立した日常生活の支援が包括的に確保される体制であるとされています。このなかで大切なことは、やはり「住まい」というものをしっかりそれぞれの地域で確立し、それを支えるための医療・介護が連携して地域で支えていく。それによってどのような地方であっても、住み慣れた地域で安心して暮らし続けられる、尊厳ある死を迎えらえるということであろうと思っております。そのためには、かかりつけ医を中心とした切れ目のない医療介護の提供体制をつくっていくとともに、国民の皆さんにかかりつけ医をもっていただくことが大切になると考えて様々な取組みを行ってまいりました。日医会長としての四期八年間、かかりつけ医というものをいかに普及定着するかという努力をするなかで、どこにかかりつけ医がいるかわからないということもよくお聞きいたしました。そこでかかりつけ医というものをしっかりと定義づけ、かかりつけ医の機能を明確にした四病院団体協議会との合同提言や、日医かかりつけ医機能研修制度を創設するなどの取組みを行ってきたことについては第３章のなかで述べたいと思います。

さらに、地域包括ケアにおける医療・介護連携にあたり重要なのは、ＩＣＴ・ＤＸでありましす。二〇一一年から地域医療再生基金を利用して多くの地域でＩＣＴを利用して医療情報を地域で連携する仕組みが進んでいるという状況であります。たとえば、長崎市を中心とした、長崎市医師会及びその周辺の医療機関まで含んでおりますが、あじさいネットワークということで活動しているところでございますけれども、これはイントラネットを構築して、そのイントラネット間でこういういろんな様々な情報を共有するということをしております。そしてこの特徴的なところはこのネットに参加をしている医療機関ではこのネットに参加している別の病院のサーバーの中にある、いろんな医療情報を、自分のところで閲覧することができるということでございます。検査データや画像データなど、その病院で取られたデータを自分のとこで閲覧できるのです。そしてメール交換をしながらそれをまた確認をしていくということができます。もちろん、自分の診療所の方からこの病院のサーバーに書き込むことはできないけれど見ることはできるということであります。外に漏れないということで、こういうことが非常にできやすくなっているということであります。このあじさいネットのコンセプトでありますけれども、地域医療の主体はかかりつけ医であるということです。、病院との連携ということで、こういうかかりつけ医のサポートになる仕組みづくりということで作っていったということで、それが結果的には地域医療全体の質向上につながりますよということでの一つの提案でありました。

地域医療の質の向上

医療というのは常に進歩していきますので、私ども医師は患者さんに提供する医療の質を向上させていくという努力を続けていく必要があります。医療の質と一言で言っても、医療技術、医学の進歩によっても様々です。新しい技術が開発され導入が行われる際には、一般にも広く活用されることが大切で、国民の方に提供できるようにならなければいけないという課題があります。

それともう一つの課題は、教育と研修ということでございます。進歩する医療というものを国民の皆さんに提供するためには、やはり常に教育・研鑽が重要になってまいりますので、医師会が医師の生涯教育を担っていくことが重要になってきます。

そして我々医療を行うなかで、多くの法律に囲まれて医療を行っているのが現状でございますけれども、その法律がその時その時の医療を行う上で、しっかりとしたものになっているかどうかということについての検討も、常にしていかなければならない。更にその医療を行う財源をしっかり確保すると同時に、適正な配分が行われているかどうかということをみていかなければいけないと思います。

それともう一つ一番大事なことであろうと思いますが、医師と患者さんとの間でしっかりとした信頼関係がないと医療というのは成り立たないわけでございます。そのためには医師や医師会という組織を国民に理解してもらうというのは非常に重要であります。

そして、地域包括ケアとしてみれば、地域の医療機能とニーズをしっかり把握し、そしてITを利用しながら、連携というものをしっかりやっていくということが地域医療の質を向上するものも一つであろうと思います。そして、その施策としては、医師や医療職種の不足や偏在対策への提言というものが重要になってくると思います。それと同時にそれぞれの医療機関でしっかりとした研鑽を行う。また連携や医療安全の取り組みを行っていくということ。そういうものが地域全体の医療の質を向上させる。そしてそれは結果として、国民の生命、健康また住民の医療に対する満足度、信頼につながるものであろうと思っているわけであります。こういうことをベースに置きながら地域医療の再興ということを主張し続けてきたというところであります。

尊厳ある終末期に寄り添うかかりつけ医

私は今でも、医師として患者さんの死に立ち会っておりますが、そのなかで患者さんそれぞれの尊厳ある死について考え向き合ってきました。終末期をどのように過ごすか、尊厳ある死について患者さんやその家族と一緒に考えていくことは、私たち医療者が常に大切にしていることであります。しかしながら、そのような心をもってしても実際の医療現場では難しい問題があります。ある癌の患者さんでですね。近所に住む末っ子の娘さんがずっと面倒をみていました。病院では、その娘さんと意思疎通をとって良い関係を作っていたのですが、お亡くなりになったら突然、東京に住んでいる長男が病院に怒鳴り込んで来るということがありました。「どうして何もしてくれなかったのか」という大変な剣幕でありました。こうしたことは我々地方の病院にいる人間にとってはよくあることであります。どうしてもご家族のなかでも認識のギャップがあり、それをできるだけ埋めていく努力をやはりしていかなければいけないのですが、そこには限界もあります。私の病院では、訪問看護のときに終末期の方に説明するパンフレットをつくって、ご本人と家族の方にきちんと説明をして、在宅で看取りを希望されるご家族に、いよいよのときは我々がバックアップしますということを丁寧に伝えるよう努めています。

日医会長時代には、第二五七世天台座主であられる森川宏映猊下、法相宗大本山薬師寺管主・奈良喜光寺の山田法胤住職、上智大学のアルフォンス・デーケン司祭など、宗教や哲学にかかわる方々と、尊厳ある死を迎えるための終末期医療について対談する機会がありました。その内容については、「和のこころ」（弘文堂）、「医のみち」（杏林舎）に収載しています。

日本医師会には、生命倫理懇談会がありまして、昭和六一年には脳死や臓器移植の議論が行われ、平成二年から終末期医療について、医療関係者のみならず宗教者や法曹関係者らも交えて長らく議論を重ねてまいりました。古来より、患者さんを疾病から守り日常生活への復帰を支援することが医師の最大の使命とされていましたから、できるだけ延命することが医師の仕事であるといわれてきました。しかしながら高齢社会のなかで、そのところをどのように考えていくか。さらに医療技術の進歩によって人工呼吸器があれば意識は全くなくても長い間、呼吸のサポートをして生命を維持することはできるなかで、尊厳ある死を患者家族と共にどのように考えていくかといった、様々な課題の整理が必要ではないかということで、長きにわたり医師会内で議論を重ねてきたわけであります。

平成三〇年には、「人生の最終段階における医療ケアのあり方」ということについて提言をしています。そのなかでは、本人の意思を尊重した医療ケアを提供することが基本的な考え方であるとしています。そして担当医・かかりつけ医は本人が自らの意思を明らかにできない状態になる可能性がある時は、特定の家族等を自らの意思を推定するものとしてあらかじめ定めておくことを推奨しています。それを本人に勧めるようなことも提言をされました。そして人生の最終段階における医療ケアに関する本人の意思や希望を繰り返し確認するＡＣＰ（アドバンス・ケア・プランニング）の実践をすることも重要であります。そして本人の生命予後に関する医学的判断は、医師を中心とする複数の専門職種の医療従事者から構成される医療ケアチームによって行うということが大事となります。ひとりよがりな判断をするといろんな問題が起きますよということですね。延命治療の開始差し控え、変更及び中止等が医学的な妥当性をもとに本人の意思を基本とするということ。そして家族に対するグリーフ・ケアに配慮する。積極的安楽死や自殺幇助等を行わないということを示しています。

このような取組みは、地域包括ケアのなかで考えていく必要があり、その中核となるかかりつけ医の存在がますます重要になってくると思っています。そのため、医師にも終末期医療に対する意識を高めてもらえるよう、かかりつけ医機能研修のなかに「ACPの意義」や「リビングウィル」の話などを盛り込み、さらにACPに関するパンフレットをつくるなどの取組みを進めてきたところであります。

3 医療提供側の限界

地域医療の再興を考えるとき、一番頭をかかえるのは医師不足・偏在の問題であります。地域を守り、充実させるにはどうしたらよいか。地方の病院が疲弊しているといわれるなか、医師も高齢化して担い手が減少しているということもあります。だからといって強制的に配置するというわけにはいきませんから、打開策を皆で考えていく必要があります。いま国のほうでは、医師不足・偏在の課題が盛んに議論されておりますが、本節では私の日医会長時代の振り返りにとどめたお話をいたします。

医師数の推移

医学部定員は昭和五六年度をピークに抑制されておりますが、医師の数はおよそ年間三千人ずつ増えているという状況であります。少子化によりこれから人口は減少してまいります。平成二二年一〇月一日現在の人口は一億二八〇六万人、令和七年には一億二〇六六万人に減少するというものでありました。そのようなところでどれだけの医師数が必要かということでございます。医学部入学定員の推移をみますと、私が会長の頃には入学定員数は一番少ないときと比べると一三六六人増えているという状況にございました。これは一学年一〇〇人の定員数とすると一三大学増えたということになりますので、これで徐々に医師不足については解決するのではないかなというふうに考えておりました。

医師不足と偏在

日医会長となってまもなく、医師不足・偏在の解決策として八項目をあげました（図4）。一つには医師の総数が少ないという医師不足対策については「医学部入学定員と地域枠」による解決策であります。医学部入学定員は、平成一八年から徐々に増やすことになりました。というよりも医師不足の解消のため増やさなければいけないという政策判断からとられたものであります。平成一七年と比べると、医学部の定員数は一四〇〇人増えております。さらに医師が不足している都道府県では、地域にある大学に「地域枠」という形で優先的な入学枠をつくることになりました。この地域枠というのは地元出身者のための地域枠に加えまして、出身地に関係なく将来その地域の医療に従事する意思のある者を対象として入学の定数を増やしていったものであります。これが平成九年度からずっと少しずつ実施されてきました。平成一八年度あたりからいわゆる医師

医師不足・偏在の解消策

1　医学部入学定員と地域枠
2　医学部教育
3　医学生への理解
4　臨床研修
5　専門医制度
6　女性医師への支援
7　医師派遣・ドクターバンク
8　医療事故調査制度の創設

図４　日本医師会　医師不足・偏在対策（平成25年）

不足が問題になり、徐々に増えてきました。そして二一年度からこのままでは将来の医師不足が加速するということで、二一年度は七四九人に増え、そしてその後二二年度には一一〇〇人に増え、平成二六年の入学数は一四二五人というふうに増えてまいりました。ここで卒業したのは一九年度入学生でありまして、入学定数を増やした学年は、当時はまだ医学生でありました。まだ社会に出ていない。ですから増やした世代が卒業をして本当に医師不足なのかどうかという判断をその時期まで待たないと大変なことになるんではないかという思いをもっていたところであります。

地域枠によって地域偏在ということについても徐々に改善をしていければと考えておりました。平成一八年から増えた入学定員の方々が、医療現場に本当に充足していくには医学部卒業後五年ほどかかります。だから五年後にはこの三〇〇人増える医師が出てくるということになるわけでございますので、この数年のタイムラグをどうしていくかということにもなるわけであります。

それとこの医師不足・偏在の解消には、「医学部教育のあり方」ももう一度考え直さなければいけない。それと同時に地域偏在といわれる地方に医師がいないということと、診療科偏在ともいわれておりますが、それについても「医学生の理解」をどう求めていくかという課題もあります。さらに初期臨床研修のあり方をどう考えていくか。「専門医制度」、そして今入学生の三割は女性でございますので「女性医師への支援」をどういうふうに私どもとして考えていくかということがあります。また医師会ではドクターバンクという取組みをずっと行っておりますが、いま三〇〇〇人から五〇〇〇人前後の医師が紹介会社の紹介を受けて医療に従事をしている現状があるわけでありまして、そのあり方の問題と医師会のドクターバンクという医師の紹介をどういうふうにしていくかということも考えておく必要があります。それと診療科偏在については後ほどお話ししますけれども、外科系の医師が減少しております。外科系の医師を増やすために何がネックかということを考えたとき、医師として最善を尽くした医療行為の結果を責められる、刑事責任を問われるということがございます。なんとかそこら辺の改善ができないかということで、「医療事故調査制度」をできるだけ早く創設すべきであると取り組んできて、平成二七年一〇月から始まることになりました。

さらに、医師偏在解消策の一つの支援として、こういう考えはどうかということで、日本医師会から提案をしたものがございます。医師不足地域の医学部に地域医療再興講座というのを設置して、大学医学部における役職身分を保証してやるということがキャリアアップにつながりますのでそういうところには医師が集まるのではないかと考えたからです。この地域医療再興講座では国による運営交付金、私学助成金を措置することが望ましいと考えています。特に東北地方ではかなり医師不足が顕著でありますので、東北地方、特に被災三県あたりはこのようなものも考えられたらどうだろうかという提案でありました。

それともう一つは、医学教育と臨床研究教育でありますが、医学部は一年から四年まで座学を中心とした教育があります。そして四年修了した時に基礎的な医学知識をどれだけもっているかということで、ＣＢＴというコンピューターをベースした試験とオスキーという模擬患者の診療態度をチェックするということでの試験を行い、パスすることによって、臨床実習に入るという大学がほとんどであります。医学部五年生はほとんど一年間実習をするわけでありますが、六年生になるとまた座学に戻るというのが、我が国の医学教育の現状であります。一つには医師の国家試験が非常に膨大な領域にわたって膨大な数の試験を三日間にわたり筆記試験があるということであります。どうしてもそのための知識の整理の時間が必要であるということで、医学部六年生の臨床実習が不十分であるということがいわれています。そこで全国医学部長・病院長会議の先生方と検討し、医学部五年生・六年生でしっかりと実習を受けられる環境をつくって欲しいということをお話しして、大学の方もその理解のもとで学生医ということで書いておりますけれども、スチューデントドクターとしてしっかりとした研修ができるような仕組みに変えていこうということで努力してまいりました。そのようなことをすることによって、五年生と六年生の二年間プライマリーケアというものをしっかり勉強・実習する場を設けてはいかがとの思いでした。そして初期臨床研修が二年ありますので合計四年間で、いわゆるプライマリーケアの能力を全ての医師がある程度確保できるという仕組みをぜひつくってほしいという提案をしてきたところであります。

また、地域の医師不足については、都道府県には地域医療対策協議会というのが各都道府県に設置されて協議をされています。もちろんこの中には医学部の代表者、医師会の代表者や地域の住民代表の方などが入って検討していただいていますが、あまり十分に機能していないところもあります。それともう一つは地域医療支援センターという機関がこれも国のモデル事業としてあります。当時三〇都府県に設置をしてありましたが、このようなものとですね、大学の臨床研修センターというものを、各医学部をもった大学では研修医のお世話をするためにこういう研修センターをもっている大学が増えてまいりました。こういうものといろんな医師不足対策の研修機構等とを含めて都道府県の地域医療対策センターというものを各県に作ってもらえないかという提案をしてきたところであります。この都道府県の地域医療対策センターでは、医師の養成と医師確保対策というものを推進していっていただきたいということをお願いしてきました。こういうことが医師不足の解消に役立つと思って多方面から取り組んでまいりました。

医学部新設をめぐる議論

平成二五年、国家戦略特区で進める規制緩和の検討項目案が示されまして、医療分野に関することとしては、医療本体に関わる事項、外国人医師による診療、保険外併用療養、そして医学部新設が入りました。戦略特区のなかで医学部を新設したいという動きでございます。当時、東北に新設するということで絞り込まれておりましたが、東北の場合は従来から非常に医師不足が深刻なところであります。そして東日本大震災での被災が非常に激しかったということで、そこに何らかの復興のひとつのシンボル的な医学部をつくりたいというのは理解できるものでありますし、現場の医師会でもいろんなご意見を聞いていくと、やむなしという声を聞きますので、これについては私どもとしても最終的には了解をしていたわけでありますが、この国家戦略特区は本当に必要なのかどうかということについては、もういっぺんよく考えていかなければならないと考えていました。医師の養成数をみますと、毎年九四〇〇人の入学生を医学部にいれていると、そしてその人たちがまだ全部が卒業していないわけでありまして、今から卒業してくるわけであります。医学部を新設いたしますと、どうしても教員確保のために医療現場から多くの教員となる医師を引き揚げざるをえないということ。そのようなことで医学部をつくったためにかえって地域医療に混乱をもたらすのではないかという問題がありま す。それと人口減少など社会の変化に対応した医師養成数の柔軟な見直しを行いにくくなる事があると思いました。今までそれぞれの大学医学部の定員を増やすことで対応しておりますが、これは医師が増加をしすぎたという状態の推計ができれば当然定員を減らすということは可能になるわけでありますが、いちど医学部を新設をいたしますとなかなかそれをやめるということができなくなるということであります。そういうことで私どもとしては新設の必要はないのではないかということを主張してきたわけでありま す。

診療科偏在とその要因——訴訟リスクに対する萎縮

診療科の偏在でありますけれども、一つには産婦人科・小児科の医師が少ないということで、診療科偏在が大きな課題となっています。なぜ産婦人科の医師が不足したかということの一つの大きなきっかけになったのが、やはり福島の大野病院事件というものがございます。そのような背景から、医療事故調査制度というものをしっかりつくっていくことが重要となります。それによってそういう外科系はどうしても結果が一〇〇％安全とは限らないわけですね。人間が人間にするのが医療でございますので、最善を尽くしてその結果よくなかったときにそのことで刑事責任を問われるということになれば、当然、その診療科の道に進もうという医師は少なくなってくるわけでありますので、調査制度というものをしっかりとつくっていってほしいということで取り組んでまいりました。その動きを振り返りますと、平成二〇年六月に厚労省が医療安全調査委員会設置法案大綱案というのを公表致しました。その後いろいろ議論があったわけでありますけれども、政権交代によって平成二二年に大綱案の見直しをするということになって議論がストップしました。そこで日本医師会では、二三年六月に会内の検討委員会からの基本的提言についてを公表して、少しずつこの医療事故調査制度を確立していこうということで動いてきたところでございます。その内容については、基本的には全ての医療機関に院内医療事故調査委員会を設置するということが基本にあるわけであります。医療安全委員会というのは、平時には患者満足度を含めた医療の質向上のために常設委員会として設置して、もし何らかの医療事故が起きた場合には有事の医療事故調査委員会に切り替えて、もちろん小さな医療機関では自分のところだけでは充分な調査も出来ないわけでありますので、その地域の医師会また大学の協力を得ながらしっかりと事故の真相の究明に入っていくということが必要であろうということであります。このあたりの問題解決をするということが、非常に危険性の高い外科系の診療科への進む道を少しずつ広げることではないかというふうに理解をしているところであります。

第 3 章

かかりつけ医を振り返る

私はかかりつけ医という存在を大切にしてきました。そのきっかけは、かつて国民病といわれた結核という感染症から人々を救おうと奔走した父の姿であります。父は、医師として病気の治療にあたるだけでなく、予防を呼びかけ、患者さんの生活面にも気を配り、人々の生活に密着した活動を通じて地域に溶け込んでおりました。日常の医療の傍ら、小学校や中学校の校医として地域の子どもたちの心身の健康に貢献するような活動も行う、人に寄り添い、共に生きる、そんな医師でありました。

医療も教育もその本質は、「人を大切にすること」にあり、私の医師としての原点になっています。高齢社会の我が国には、予防健康づくりに貢献する医師が不可欠であり、病気や障害を抱えることになったとき、終末期に尊厳ある死を迎えるときには、医療介護にかかわる多職種が連携して生活のケアも含めて包括的に支えていく地域包括ケアが大切であることは、すでに第2章で述べてきたところであります。そして健康寿命の延伸や地域包括ケアのなかで重要な役割を果たすのは、やはりかかりつけ医であると考えております。いま、国の審議会では、かかりつけ医機能が発揮される制度整備についての議論が行われており、その検討結果を受けて令和七年四月から全国各地で具体的な運用が始まります。そのような、かかりつけ医・かかりつけ医機能について改めて考える時期にあることを鑑みて、福岡県医師会長として、日医会長としてこれまで考えてきたこと、取り組んできたことを振り返ってみたいと思います。

1 福岡時代の取組み

福岡県はかねてより、かかりつけ医の普及に取り組んできた地域であります。平成一八年に福岡県医師会長を拝命したとき、福岡県でかかりつけ医をしっかりと普及、定着させようと活動を始めました。医師会員は地域の一員として信頼されるかかりつけ医であるという「新かかりつけ医宣言」を全国に先駆けてスタートしました。保健医療活動などを通じて地域に貢献されている医師はたくさんいらっしゃいます。そのような医師をもっと増やしていけるよう、地域住民から信頼されるかかりつけ医を確立するための取組みを県医師会として始めたわけであります。

具体的には、平成一八年四月、「かかりつけ医の努め」ということで八項目を掲げました。一番目は自分の専門性も含めプライマリーケアにつとめるということです。患者さんの生活背景を把握して全人的に接するように努力しますということになります。そして二番目には自己の範疇を超えるケースに対しては的確な病院やの診療所、あるいは診療所同士の連携を駆使して問題解決にあたるよう努めるということ。三番目には医療の継続性。四番目に健康相談とか学校医産業医また各種健診など社会的活動、行政活動には積極的に参加するということ。五番目には保健介護福祉関係者との連携につとめますと。六番目に地域の一員として地域住民との信頼関係の構築につとめますと。七番目に地域の高齢障害者が少しでも長く地域で生活できるよう在宅医療に理解を示すということ。八番目にですね、上記を達するために日常の研修に積極的に参加するよう努力しますということを書いて、**図5**のポスターをつくりました。かかりつけ医として活躍する医師は、自分の診療所にこのポスターを張っていただくことをお願いしました（**図6**）。すると、多くの先生方が賛同してくださいました。福岡県の診療所数は約四千軒ありまして、その半分の二千軒程は内科系と外科系の医師なのですが、その半分の千人を超える医師がこれに参加してくれました。これを全国に広げたらどうかということを

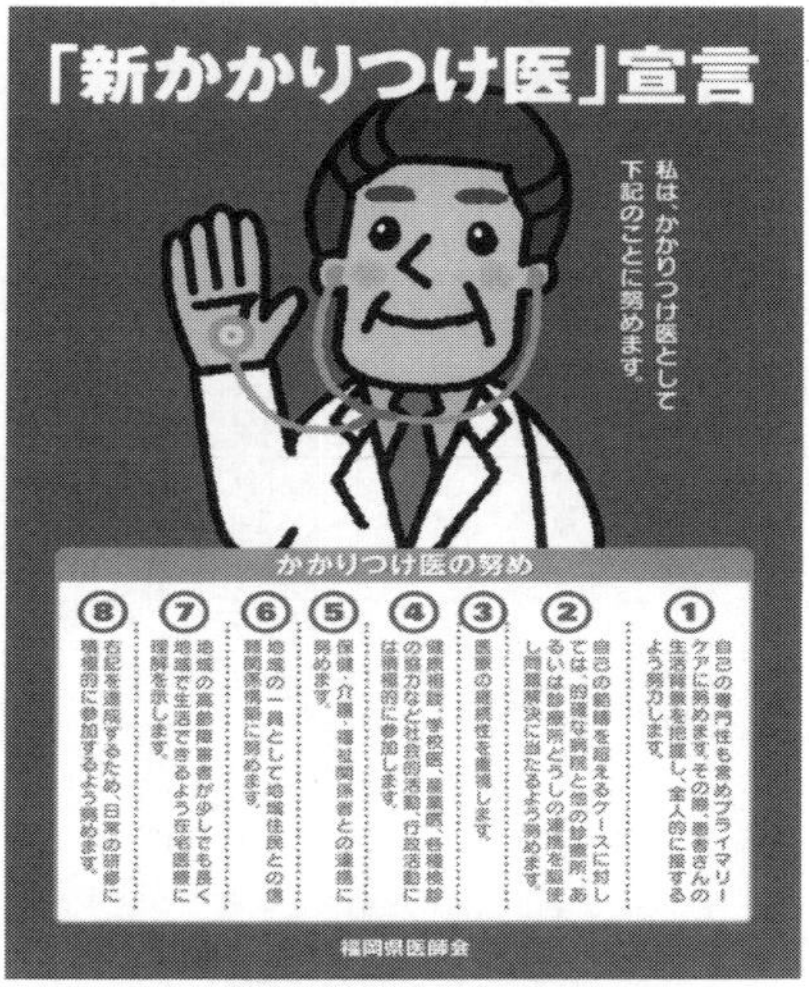
「新かかりつけ医」宣言
私は、かかりつけ医として
下記のことに努めます。
かかりつけ医の努め
① 自己の専門性も含めプライマリーケアに努めます。その際、患者さんの生活背景を把握し、全人的に接するよう努力します。
② 自己の能力を超えるケースに対しては、的確な病院と他の診療所、あるいは診療所どうしの連携を駆使し問題解決に当たるよう努めます。
③ 医療の継続性を重視します。
④ 健康相談、学校医、産業医、各種検診の協力など社会的活動、行政活動には積極的に参加します。
⑤ 保健、介護、福祉関係者との連携に努めます。
⑥ 地域の一員として地域住民との信頼関係構築に努めます。
⑦ 地域の高齢障害者が少しでも長く地域で生活できるよう在宅医療に理解を示します。
⑧ 右記を達成するため、日常の研修に積極的に参加するよう努めます。
福岡県医師会

図５　福岡県医師会「新かかりつけ医宣言」（平成18年）

「新かかりつけ医を目指す医師」募集要項

手挙げ方式とし、地域医師会に登録する。平成18年4月スタートを目指し3月中旬より募集を開始する。

福岡県医師会員であり、県内で診療活動を行なっていること。

1. **福岡県医師会の「かかりつけ医の努め」を目標に日常診療に従事すること。**
2. **福岡県医師会の「新かかりつけ医宣言」ポスター（かかりつけ医の努めを印刷）を施設内に掲載すること。**
3. **日本医師会の生涯教育を修了すること。**
4. **県、あるいは地域医師会が単独で認定するかかりつけ医研修会を年一回以上、及び現在行なわれている生涯教育で地域医師会がかかりつけ医研修と認定した研修会に年二回以上出席すること。**

図６　福岡県医師会「新かかりつけ医を目指す医師」募集要項（平成18年）

しておったのですが、なかなかうまくいかなかったというところでございます。

2 日医会長時代の取組み

その四年後の平成二二年、日本医師会の副会長となり、平成二四年に会長となりました。ちょうど社会保障制度改革の国民会議でいろいろ議論がされており、医師会の意見を聴きたいということでありましたので、このかかりつけ医を広げましょうという話をしました。そしてその報告書のなかに、かかりつけ医の重要性が入りました。ただ、このときですね、「緩やかなゲートキーパー機能」という文言が報告書に入っていて、これは会員から相当反発がありました。しかしながら、自分の専門ではない、対応力に限界があるといった場合に専門医にお願いするというのは当たり前なのですね。そこで、国民会議の報告書が発表された二日後の平成二五年八月八日に、日本医師会と四病院団体協議会との合同で、「医療提供体制の改革に向けて」という提言を出しました。医療提供体制の構築に向けた基本方針ということで、このなかにかかりつけ医の重要性や定義ということもしっかり書いたところであります。

かかりつけ医とは

かかりつけ医とはどういうものかということについては、「なんでも相談できる上、最新の医療情報を熟知して必要なときには専門医・専門医療機関を紹介でき、身近で頼りになる地域医療、保健、福祉を担う総合的な能力を有する医師」であると定義いたしました。これは日本医師会と四病院団体協議会との合同提言のなかで示したものであります。かかりつけ医が国民のそばにいて、日常の診療や疾病の早期発見、重症化予防また適切な初期対応を行う事。そして自分の専門外もしくはより専門性のある検査や治療が必要なときの専門医への紹介と、専門医の治療が終わった後の症状の改善を受け入れるというのが「かかりつけ医」の役割ですよということを、かかりつけ医の先生方に認識してもらおうということにしています。この定義のなかで最も大切な部分を挙げるとしますと、「なんでも相談できる」という信頼関係であります。

かかりつけ医機能とは

かかりつけの医機能には、大きく分けて医療的機能と社会的機能の二つがあるんではないかと思っております。かかりつけ医は、就業形態すなわち診療所の医師でなければならないとかいうことではなく、診療所の医師であろうとも病院の医師であろうとも、また診療科を問わずと書いておりますが、多くは内科系の先生方や外科系の先生方がこのかかりつけ医機能を発表されているんですが、中には耳鼻科の先生であってもかかりつけ医機能をもちたいという先生もおられます。そういう診療科を問わずこの医療的機能及び社会的の両方を有する方に手あげしていただきたいということを願っているところであります。

「医療的機能」としては日常を行う診療においては患者さんの生活背景を把握して、そして日本の開業医の良さというのはそれぞれ多くの開業医が開業する前は大学病院などに勤務医として自分の専門診療科でかなり道を極めている医師が多いわけであります。道を極めると同時に、開業する前に診療能力を広げるという自己研修をやって開業している場合が多いのでありますので、それぞれの自分の専門性に基づいて医療の継続性を重視した適切な診療を行うのは当然な事であります。そしてもし自分の範疇を超える診療科にわたり広い分野において対応しなければならない場合は、地域における連携を使って的確な医療機関への紹介を行い、患者にとって最良の解決策を提供するということが重要だと思います。そして自らの守備範囲を医師側の都合で規定をせずに、患者さんの持ちかける保健医療福祉の諸問題に相談できる医師として全人的な視点から対応するということが重要であろうと思います。

「社会的機能」としては日常を行う診療のほかに地域住民との信頼関係を構築して、健康相談や健診また保健活動という地域における医療を取り巻く社会的活動に積極的に参加をするということで、地域における保健介護福祉関係者の連携を取れるような能力をもってもらいたいというように思っております。そして今後の高齢社会を考えた場合に、在宅医療というのは非常に重要になりますので、在宅医療における研修をできるような仕組みづくりをしようということを今計画しておるところでございまして、かかりつけ医というものについて私は福岡県医師会時代に福岡県医師会認定かかりつけ医というものを一つの仕組みとしてつくりました。これはそのときの若い会員から、「自分たちが患者さんたちはかかりつけ医になりたいと言っても、患者さん方からはどこにかかりつけ医がいるかわからないということをよく言われる」ということでありましたので、それなら自分でかかりつけ医というポスターを提示しようということで、それに今申し上げたような八つの約束ということを宣言したのです。

かかりつけ医機能研修制度の創設

かかりつけ医を普及定着させるためにさらに必要なことは、研修であります。研修によって質の担保を図っていくということで、そのための研修制度について検討を始めました。日本医師会にはもともと生涯教育の制度が昭和五八年からありますので、これを受講している先生方に、さらに研修してもらう仕組みをつくろうということで、日医かかりつけ医機能研修制度の検討をを平成二六年にスタートしました。基本研修、応用研修、実地研修の三本立てになっておりまして、「基本研修」としては日医生涯教育認定証を取得していることとしました。日本医師会の生涯教育の仕組みは、私が日本医師会に来る年にカリキュラムの全面改訂があって、聖路加国際病院の前院長の福井先生が委員長として見直しをしていただいて、いわゆるプライマリケアの必要な研修の仕組みに変更されておりましたので、それをしっかり利用しようということであります。「応用研修」は日本医師会や都道府県医師会、郡市区医師会が行う「かかりつけ医研修」等の受講をお願いしているものでありますが、当時、毎年一万人の医師が受講しておりましたので、三年間で三万人くらい、かなり多くの先生方が参加していたということでありますす。「実地研修」としては地域における学校医としての活動や、介護保険の研修会の参加等々ですが、六つの大きな目標をたてて、それを三年間取り組むことでということであります。一つ目には患者中心の医療の実践。二つ目には継続性を重視した医療の実践。三つ目にはチーム医療・多職種連携の実践。四つ目に社会的な保健医療介護福祉活動の実践。五つ目に地域特性に応じた医療の実践。六つ目に在宅医療の実践ということで、テキストとＤＶＤを日本医師会でつくって全会員に配布しました。

昭和の時代は、多くの医師が往診という形で在宅医療を担っていて、それが普通のことでありました。それが平成に入ったくらいからですかね、だんだんと在宅医療を担う医師が少なくなったという変化がおこり、もう一度、地域医療の原点にもどっていくことを重視し、研修項目のひとつとしていますので、在宅医療の実践は定着していったかなというふうに思います。そして、かかりつけ医機能研修を修了された医師には都道府県医師会長から受講証を発行するようにお願いしました。

全国にはいろんな地域があって、それぞれ医療資源といわれる医療機関や医師の専門医の分布は地域によって異なりますので、それぞれの地域に応じた形での対応ができるようなかかりつけ医になっていこうということであります。患者国民からの健康にかかる幅広い問題について、かかりつけ医の先生方に勉強していただいて、日常の診療や病気の早期発見、重症化予防、適切な初期対応、専門医への紹介、症状改善後の受入れというのをかかりつけ医の先生にやっていただくということになろうと思いますし、それをバックアップする形での専門医療機関、または介護が必要なときの多職種連携のあり方そういうものを地域の医師会が行政と協力しながらバックアップしていくということが大事であります。そういう仕組みを全国でつくっていくということが地域医療をしっかりと活性化していくことになろうかと思います。介護のなかで、地域包括ケアがそれぞれの地域でつくられてきています。そこに必要な医療はそれぞれの地域で提供できるようにすることで、このような仕組みをしっかりつくり上げていくためにも、かかりつけ医機能が重要であるということになります。

患者さんの生活背景を把握して医療というのはあるのです。そのことをみんなしっかり認識することが大事です。そして自分の専門にないような疾患があったりして指導や治療ができないと思うときには地域の医師や医療機関等と協力をして解決策を提供しようということです。そしてかかりつけ医は時間外や休日であっても患者さんにとって最善の医療が継続されるように地域の医師・医療機関等と必要な情報を共有しお互いに協力をすることです。昔から地区医師会の役割というのは地域の連携にあるのです。夜間や休日の医療体制をどう提供するかということをずっと地区の医師会では行ってきました。それが社会の変化や医療の高度化に伴って徐々に形を失ってきているということもあるかもしれません。そしてかかりつけ医の仕事というのは、地域住民との信頼関係を構築して、いわゆる健康相談や健康指導など、ヘルスのほうもしっかりと気を配ってくださいと。そして学校保健とか産業保健の仕事もしっかりやっていこうと。保健介護福祉関係者との連携をし、また在宅医療もしっかりやっていけるようなということでの研修をしっかりとやっていたわけであります。地域住民の一番身近にいるのが地域のかかりつけ医なんですね。でありますから、その先生がしっかりと健康管理や日常診療は当然ですが、様々な地域での活動を行うということをベースにして、そしてそれに生涯教育や地域の情報提供を医師会が行政と協力して提供すると。そして介護が必要な方とは多職種連携の中で様々なことをやりましょうということを提案しました。こういう研修制度をしっかり作っていったということでありまして、かかりつけ医機能は当たり前のことなんですが、患者中心の医療の実践とか、継続性を重視した医療の実践、チーム医療、多職種連携の実践、社会的な保健医療介護福祉活動の実践、地域の特性に応じた医療の実践、在宅医療の実践、と記しています。そういうことでこの研修内容は、もともと医師は生涯教育として昭和五八年から勉強する仕組みを作っておりました。それを必ず受けてくださいと。それにかかりつけ医として必要な応用研修を加えて、さらに実地研修として様々な社会的な活動をやってくださいということでスタートしたわけであります。毎年一万人以上の医師が受けてくれておりましたのでこれが順調に行けば相当定着してくるだろうと思っておったんですが、コロナになってこれはなかなかうまく進みませんでした。

在宅医療フォーラム

そして平成二七年三月に在宅医療フォーラムというものを開催いたしまして、そこで在宅医療についてのいろいろ意見をもらいました。かかりつけ医には在宅で患者さんを診れるような能力を高めてほしいというような意見がございましたので、同年七月に在宅医療の各都道府県の指導的立場になる人の研修を始めました。そのための教材を作りました。七月に各県から集まっていただいてそれを行って、そしてそれぞれの都道府県でまた地区の医師会の先生方に指導していただくということで、かかりつけ医が在宅医療に積極的に参加できる仕組みづくりをつくれるだろうと思っております。

実施主体は各都道府県医師会ということにしておりますが、基本研修・応用研修・実地研修の三つの研修でかかりつけ医機能研修制度は成り立っているわけでありますが、この応用研修というのを平成二七年五月に日本医師会で開催いたしました。そしてまたテレビ会議システムを使って全四七都道府県医師会に配信をしたのでありますが、全国から六〇〇〇人を超える医師が受講してくれました。この研修の中で特にかかりつけ医の倫理とか、生活習慣病やフレイル老年症候群ということが重要な項目です。摂食嚥下障害、在宅医療、緩和医療というようなことについて座学で研修していただいて、また症例検討をしていただいたということであります。

今後も応用研修は、各都道府県医師会や郡市区医師会で開催をしてくださいということをお願いして、かなり実施が決定しておりますので、全国の医師会員、診療所の先生が中心になるわけでありますが、診療所で全国九万人ぐらいいらっしゃるので、そのうちの半分でもこういう研修を受けていただいて、かかりつけ医の役割を担ってもらえればというふうに思っています。

また同様に、診療報酬上の地域包括診療加算とか地域包括診療料っていうのがありますが、それに関する研修会もやはり同じく六〇〇〇人ぐらい受講していただきました。このプログラムは、生活習慣病に関連するいろんな疾患の勉強から始まり認知症、禁煙指導さらには健康相談、在宅医療等々、介護保険等についての勉強をしてもらったわけであります。この研修も今後、各都道府県で開催を実施できるように進めています。こういうことでかかりつけ医、全国の各地域で活躍できるようにという素地をつくっているところであります。

かかりつけ医のためのパンフレット

ここまでに挙げてきた取組み以外にも、かかりつけ医の日常診療に活かせるパンフレットなどを様々につくっておりますので、いくつか紹介します。

よく高齢者の薬が多いという多剤投与が問題になります。そこで超高齢社会における「かかりつけのための適正処方の手引き」というものを、日本老年医学会のご指導のもとでつくって、かかりつけ医の先生たちに提供して安全な薬物療法ということについての意識を高めていただいています。各論では認知症、糖尿病、脂質異常症、高血圧症というのをつくり、かかりつけ医に患者の服薬管理を行う際の参考資料として活用していただくということを期待しているところであります。

また高齢化に伴い認知症患者さんの数も増えています。令和二年には九六四万人、二〇七〇年には二八二八万人にまで増加するといわれています。日常診療のなかで認知症患者さんと接する機会の多いかかりつけ医に認知症への理解をさらに深めてもらうために、平成二七年に「かかりつけ医のための認知症マニュアル」をつくり公表しました。このなかでは、認知症の予防・診断・治療等といった医学的なことにとどまらず、認知症の人と家族を支えるケア、かかりつけ医が知っておくべき医療保険・介護保険などについても紹介しています。

終末期医療については第2章で述べましたが、超高齢社会を迎え、患者さんの人生の締めくくりの時期に家族や医療介護関係者等がどのように寄り添うかということが、これまで以上に大きな課題となっています。患者さんの意思を十分に尊重する形で医療とケアをより一層充実させていくことが求められていることを受けて、平成三〇年に「終末期医療　アドバンス・ケア・プランニング（ＡＣＰ）から考える」というリーフレットをつくり公表しました。

また、かかりつけ医が診ている糖尿病や高血圧症患者さんの診療データを収集して治療の実態を把握して、その結果を先生方の日常診療に役立てていただく「かかりつけ医診療データベース研究事業」（Ｊ－ＤＯＭＥ）も日医総研が中心となって行っています。

赤ひげ大賞

会長一期目の平成二四年に「日本医師会赤ひげ大賞」がスタートしました。副会長時代から日医で検討していたもので、地域医療の現場で長年にわたり地域住民に寄り添い地道に尽力されている先生方を現代の赤ひげ先生として、その功労を顕彰するものであります。赤ひげというのは山本周五郎の時代小説「赤ひげ診療譚」にその由来がありま す。江戸時代中期に貧民救済施設である小石川養成所で活躍した小川笙船といわれていますが、貧しく不幸な人々に寄り添い、身を粉にして働く頼もしい医師というイメージをもつ方もいらっしゃると思います。この大賞で表彰された方々のみならず、全国において地域に密着して献身的に医療活動に従事される、患者さんからの信頼も厚いすべての医師たちを、私は心から尊敬致しております。

3 これまでとこれから

我が国のかかりつけ医の取組みの歴史を振り返ってみますと、一九八七年に当時の厚生省を中心に家庭医を導入しようという動きがありました。「家庭医に関する懇談会」というものが厚生省のなかにできました。一九八五年から二年間ですね。そのとき日本医師会は官僚統制による家庭医の制度化であるということで反対運動をするのですね。それでそれ以降、いわゆる家庭医という言葉が使いにくくなったという状況がありました。しかしながら、実際には診療所の先生とか、中小規模の病院の医師というのは、家庭医機能というのを日頃からしっかりしているわけであります。改めてなにかをつくる必要はなく、すでに当然のこととして行われている現状があり、それに対してどのように扱うかということで、一九九二年に村瀬敏郎先生が日医会長になられて、かかりつけ医機能の構想というのを提唱されました。これが徐々に広がってきて旧厚生省の「かかりつけ医モデル事業」が実施されて、かかりつけ医機能の研究発表がされたというようなことがありました。このとき福岡県でも北九州市でモデル事業をやったのですが、なんとかこれを広げたいということを福岡県医師会では思っておりました。そして一九九六年には診療報酬改定で在総診（寝たきり老人在宅総合診療料）が導入されました。また、坪井栄孝会長になってから、かかりつけ医支援・病診連携強化を目的とした地域医療支援病院制度が始まりました。二〇〇〇年には介護保険制度がスタートしてそのなかで主治医意見書が必要になりました。この主治医意見書について、名称をかかりつけ医意見書にしてほしいという要望を福岡から出したのですが、なかなかこのときはまだ受け入れられなかったものの、徐々にかかりつけ医ということが医師のなかに定着し始めたときでありました。

いま、国の審議会においてかかりつけ医やかかりつけ医機能について盛んに議論されております。かかりつけ医というとですね。かかりつけ医に期待する機能が「医師個人」に関する期待と、いわゆる「施設」に関する期待があるのではないかと思います。いまかかりつけ医をどう社会的に実装できるかということで議論してるなかで、かかりつけ医の個々の医師の質などに関わる能力の向上、いわゆる総合診療能力とか通常の医療への対応、コミュニケーション能力などが課題としてあります。こういうことは医師個人に関することだから、医師会をはじめとした医療団体が医師の質向上への取組みということをしっかりやっていかなきゃいけない。かかりつけ医研修を充実させていくと同時に、研修を受けた医師を市民に知ってもらう取組みを医師会はしないといけないのではないかと、私は思っているところでございます。

それともう一つは、かかりつけ医機能を担う医療機関の整備であります。在宅医療をどうするかとか、夜間休日対応や健康相談指導、入退院支援とか保健行政の協力とか、医療機関間や医療介護機関間の連携。これらのことについて、地域の行政とか地域医師会、社会福祉協議会など地域機関の取組みが非常に重要になります。だからこれを混同して議論するとなかなか難しいので、分けて議論をした方がいいのかなというようなことであります。何よりもそれを支えるための連携とか協働システムの基盤整備が必要です。これは、厚労省はじめ政府がご苦労されているマイナカードです。マイナンバーカードの保険証で紐付けられると、情報が地域で共有できますよということを知ってもらうと、治療などに役立つので。国民の皆さんはそう不安に思わないと思うんですね。今みんな不安を思っているのは、ある時期になると健康保険証が使えませんよという話で、そのことがみんなにインプットされて不安になっています。だからそこら辺をもういっぺんしっかりと整備すれば、このマイナ保険証は定着するものであろうと思います。地域包括ケアのなかで、かかりつけ医がしっかり仕事をしていくということで、本当に包括システムの中で地域の住民の方の健康、命を守っていくというのは、我々医療・介護・福祉に携わる者の大切な役割だろうと思います。

4　かかりつけ医をもちましょう

健康寿命の延伸や地域包括ケアにおいてかかりつけ医に期待される役割は重要なものであり、日本医師会長としてその普及と定着に取り組んでまいりました。日医総研では、平成一四年から数年おきに国民の医療に関する意識調査を行っております。その中でかかりつけの医師をおもちの方とは、医療に対する満足度が非常に高いということが明らかになっております。世代を超えて受けた医療に満足している割合というのは、かかりつけの医師をもってる方が非常に高いということで、かかりつけ医師の役割をもっと国民に知っていただきたい、また国民の理解を求めていかなければならないということで、私の医師としての生涯のなかで「かかりつけ医をもとう」ということを主張し続けているところであります。

第 4 章

医療政策の多角的視点

1　社会保障としての医療

　私が日本医師会の副会長となり会長となったころ、我が国の社会保障は内憂外患という緊迫した状況でありました。国内では高齢化による医療費の増加をどうするかという課題、国外との関係ではＴＰＰ協定の議論が盛んにおこなわれていたのであります。国外との関係であるＴＰＰの話は次の「２　規制改革と医療」にゆずるとして、本項では国内の話をしたいと思います。

国民医療費の推移

　図7の棒グラフで示すとおり、我が国の国民医療費は徐々に伸びており、この国民医療費の伸びというのをどこまで国が賄いきれるかということは考えておかなければならないことであります。今後、人口動態が急速に変化し少子高齢化がすすみ、生産人口が減っていき、医療介護等を中心に社会保障費は増加することが見込まれています。財政

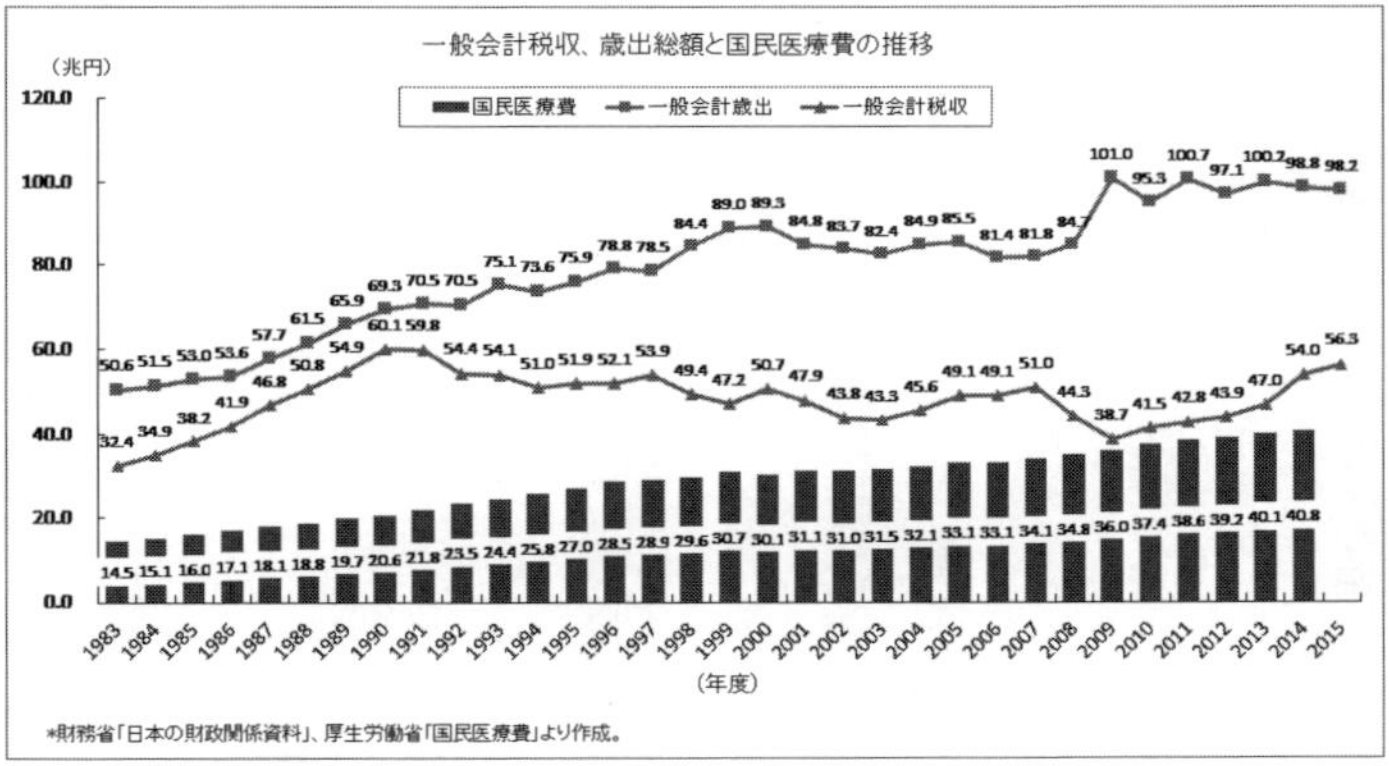

図７　国民医療費の推移

を緊縮しようとする立場の方々からは、様々な名のもとに保険の給付範囲を狭めようという圧力がかかってきますので、財政主導ではなく、我々医療側から国民皆保険を堅持していくための提言をすべきであるという考えから、後述しますような様々な提言を発信してきたところであります。

社会保障と税の一体改革

平成二三年七月一日、社会保障・税一体改革成案が閣議報告されました。これは消費税率を引き上げ、その増収分を社会保障費に充てて社会保障制度を財政的に安定させようという政策であります。平成元年に消費税が導入されたとき三％からスタートして、平成九年に五％に引き上げられました。そして団塊の世代が七五歳以上になる二〇二五年という一つのターゲットイヤーに向けて、平成二六年に消費税率を八％、令和元年に一〇％に引き上げるという見通しが示されたのであります。医療介護に相当の資源を投入して社会保障を強化していくということ、その大きな方向性については評価しておりますが、細かいところをみれば看過できない問題もあるわけであります。

例えば、財源を確保するため、受診時定額負担、医薬品の患者負担の見直し、高齢者の自己負担の見直しなどによってさらなる患者さんの経済的な負担を求めることや、平均在院日数の短縮化については安全安心の医療を届けることができなくなるおそれさえ孕んでおり、それを強引に進めることに対する問題意識をもっておりました。

まず、私たちが大切に考える医療介護の姿というのは、国民がさまざまな格差に苦しむことなく必要な医療介護を受けることができる社会を持続させることであります。そのうえで具体的に述べるならば、一つには地域や個々の家族の事情を踏まえて多様なあり方を認めて全体的かつ幅広く資源を投入すること。二つ目には平均在院日数についてでありますが、日本は諸外国と比べて平均在院日数が長く受診回数が多いといってしばしば指摘されますが、先ほども述べましたように、医療というのは生命と健康にかかわるものであり、この病気だから入院は何日くらいでよいなどと在院日数を役所が決めて個々の患者さんの状態に配慮しない環境をつくりだす医療制度は患者さんの安全安心を脅かすことになります。

さらに申せば、医療というのは、病を抱えた生身の人間の身体に侵襲するものであり、入院中に状態に変化があればすぐに対応できるように目を配りながら見守るものであり、一般的なモノの売り買いや健康な方を対象とする様々なサービスとは同じように語れない性質のものであります。患者さんの心に寄り添い、心身の回復には個人差があり、時間をかけることも時には必要となることもあるのです。置かれた生活環境等も含めてみんなそれぞれでありますので、医療・介護福祉・生活の連携をしていくという広い視野で時間的、空間的にみるということも必要であり、現に地域医療の現場ではそのような地域包括ケアの仕組みをつくって患者さんを支えています。そうした医療人の日々のたゆまない努力が世界に誇る日本の医療の質の高さを生み、国民の健康度を高めたのであります。

　財政的にみても我が国は先進諸外国と比べて国民医療費は低く抑えられており、後述するように社会保障がもたらす経済効果もあるわけであります。このような医療全体を俯瞰的にみないまま、国が財政主導で目先の効率性を追求して強引な制度をつくるのではなく、第2章で前述したとおり健康寿命の延伸に貢献する取組みを推進していくこと、国民の生命と健康に貢献する安全安心の医療制度をつくっていくということが最も大切なことであり、これまでの日本の医療のあり方を尊重するということも忘れてはなりません。

　政策全体をみれば、二年に一度診療報酬改定があり、六年に一度、医療と介護報酬の同時改定、さらに医療計画や介護保険事業計画等のいろいろな計画の見直しというものも含めた大きな流れがあり、急性期から回復期、長期療養、在宅医療まで患者さんの状態にあった適切な医療を受けられる状況を、それぞれの地域でつくっていくということが非常に重要になってまいります。さらに患者さんの負担については特に年金収入で生活されている高齢者の方々の医療費、医療介護の負担をどのようにしていくかという観点などから多様に考えていかなければならないと思います。財源については保険料の見直しや、様々な税制改革によって確保し、新たな患者負担は求めないこと、消費税を見直す場合には控除対象外消費税を解決することが必要であり、社会保障の持続可能性を高めるために医療・介護のみならず社会全体の就業人口を確保するための雇用対策を進めることも重要であります。

こういった社会保障の財政的な安定、医療介護提供体制に関わる政策全体の流れのなかで、医療機関の機能分化や連携をどうするかということなど、それぞれの地域に見合った形で行っていくことが必要であり、日本医師会では二〇二五年にはひとつの地域医療の大きな改革ができるよう取り組んできたところであります。

社会保障がもつ経済効果

社会保障がもつ経済効果ということを考えた場合に、昭和五八年に当時の厚生省保険局長の吉村仁氏が「医療費亡国論」という論文を発表になりました。それ以降、よく政治の世界、またマスコミの方々にも、医療は消費という意見がたくさんみられるようになったわけでありますが、社会保障と経済は相互作用の関係にあるということを、私は会長として主張してきました。つまり、医療の拡充により国民の健康水準は向上しており、高齢者の健康寿命の延伸により、支えられる側から支える側となって経済成長社会の安定に寄与しており、社会保障の発展は生産誘発効果や雇用の誘発効果などを通じて日本経済を底支えしているというのも事実であります。

例えば雇用誘発係数をみてみますと、「医療・福祉」が誘発する雇用はかなり高い水準にあります。さらに各自治体別に労働人口の何パーセントが「医療・福祉」に従事してあるかというのを調べてみますと、地方では二〇％前後という非常に高い雇用を示しているところが多くあります。地方創生ということを考えた場合にも、医療・福祉ということは極めて重要ではないかと思っています。医療に財源投入すれば、特に医療従事者の比率が高い地方では、経済の活性化によって経済成長を促して地方創生の多大な貢献になると思うのであります。

なにより国民が安心して老後を迎えられるようにするために、社会保障を充実する必要があります。老後が不安であるという思いをもつ多くの国民に安心を示すということが経済成長を取り戻すための出発点ではないかということを、政治家の皆さんに強く訴えてきたのであります。

高薬価薬剤

医療費増加の背景には、高齢化のみならず、医学の進歩という側面もあります。高薬価薬剤についてでありますが、最近の技術進歩に伴い、画期的な新薬かつ高額な薬剤が保険収載されています。薬価が高くなる理由は、一つには生物学的製剤が非常に増えてきたために製造コストが高くなるということがあります。また数少ない疾病の治療薬であるということで高額になります。外国価格調整による引き上げが行われることで、高額となったがんの治療薬「オプジーボ」、その前年にはC型肝炎の治療薬「ソバルディ」という薬も非常に高薬価でした。このようなものに対してどう考えていくかということがあります。私どもは国民の幸福の原点は健康であると思いますので、病に苦しむ人がいれば何としても助けたいのが医療人の願いであります。患者さんのみならず、医療関係者の全てが望んでいることであります。必要とする医療が過不足なく受けられる社会づくりのためにも、安全性・有効性が確認された新しい医薬品は速やかに保険収載させるべきだと考えています。

一方で高額で市場規模の大きい薬剤が保険収載され上市されて以来、高額な医薬品が医療費全体に影響を及ぼして、ひいては国民皆保険の根幹を揺るがしかねないという懸念もあります。公的医療保険制度を維持しながら、必要とする患者さんに新しい医薬品を使用できる環境をどうつくっていくかという課題があります。例えばオプジーボについては、はじめ薬価の申請があったときは手術不能の悪性腫瘍に使用するということで、対象患者数が数十人であったため、非常に高い薬価になりましたが、対象疾病が肺がんに広がり、また腎臓がん等々の他のがんにも広がるということで対象患者数が二万人ともいわれるように拡大していきました。そういうことで、適用が拡大されたり、使用量が急速に増大したりするということが予測されるときには、適正な薬価に引き下げるべきというふうにも主張してきました。

控除対象外消費税をめぐる議論

控除対象外消費税については、医療において大変苦労をしているところであります。平成元年に我が国に消費税が導入されたとき、医療は消費ではないという一つの考えがあり、非課税ということになりました。消費税は診療報酬の中に手当てをしているということで、税率が引き上げられるときには診療報酬の中で手当てをするということが長年続けてこられたわけでありますが、だんだんそれが診療報酬で解決しない状況になってきました。

そういうことで私どもは税制による抜本解決が必要ではないかという話をしてまいりました。この消費税率引き上げに関連する医療に関する対象外消費税は一つの政治課題でありますので、最終的には政治のなかで解決をしてもらわなければいけないと思います。そういうことで平成二六年度税制改正大綱の中には、「医療機関の仕入税額の負担及び患者等の負担に十分配慮し、関係者の負担の公平性、透明性を確保しつつ適切な処置を講ずる」というふうに書かれているのですが、医療機関の消費税負担は年間二五六〇億円あるというふうに平成二六年度の推計値として予測されています。この消費税負担が医療機関、とくに公的医療機関は法人税が非課税でありますので、消費税の負担が直接的に出てきているのです。民間の場合は消費税の負担と法人税また不動産税負担をしている中での経営なのでより厳しいわけでありますが、消費税の負担は法人税との相殺というものもあります。公的病院では、この控除対象外消費税による消費税負担が医療機関の経営を圧迫する事態が強く表に出てまいりました。設備投資による消費税負担は、特に設備投資の大きい急性期病院に大きなダメージを与え、医療機能連携の崩壊や医療の安全性の低下をもたらすということで、なんとかこの控除対象外消費税は医療提供体制確保のため抜本的な解決が必要であると主張してまいりました。

さまざまな議論をしてきていますが、何とか患者さんの負担や国民の負担、保険者の負担を増やすことなく、仕入れにかかった消費税負担をなくすことが目標となります。医療費の大枠で考えますと、医療費の五〇％強は人件費であります。これに対しては消費税がかかりません。二五％前後が薬と医療器材であります。これについては消費税分まで診療報酬の方で手当てをしています。残りの二〇から二五％の間がさまざまな建物の償還とか、高額な検査機器等に要する費用でありますから、その分にどのように手当をするかがポイントであろうと思います。いろんな検討が日本医師会の内部でも行われてきましたが、次の四つの枠組みの中から選択をする、もしくはこれの組み合わせで徐々に解決をしていくということが必要ではないかなと思っております。例えば、「課税でゼロ税率」、「課税で軽減税率」、「非課税で全額還付」、「非課税で一部還付」の四つであります。この消費税の問題は、日本医師会の中に税制検討の委員会を設置し議論しています。また、私もそれぞれの病院団体の会長といろいろと話し合いながらとにかく医療界が一枚岩になって活動しないとこの問題を解決しないんだということを主張してきたところであります。

最後に人件費の話を補足しますと、平成一二年度は医療費の半分が人件費に当てられたわけでありますが、平成二四年度にはそれが四六・四％に低下いたしました。なぜ低下したかといいますと、人件費は様々な技術料として償還されているわけでありますが、医療用の消耗品も同じく技術料に包含されていますので、これら消耗品の上昇が医療従事者の人件費を圧迫する要因になっています。もちろんそのほか直近では前述の高薬価の薬品の出現ということもあるわけでありますが、そういうことも踏まえて医療費の半分を人件費に当てるべきではないかと思っています。ただ、人件費を上げることを医師会が主張しますと、医師の取り分を増やしたいのかということをよくいわれるのでありますが、医療機関の中の人件費の大部分は、医師以外の方が占める割合のほうが高いわけであります。看護師さんやリハビリ関係のスタッフの方々、事務職員も増えているということで、約三〇六万人ぐらい医療機関が直接雇用しているスタッフがいますけれども、その人件費に当てる財源が限られているということもご理解いただきたいと思います。

2

規制改革と医療

私は日医会長として「国民皆保険を守る」ということを大きな政策判断基準のひとつとしてきたことは、すでに第1章で述べたところであります。私どもが考える国民健康保険の重要事項は、第一に公的な医療給付範囲を維持すること。第二に混合診療を全面解禁しないこと。第三に営利企業は医療機関経営に直接参入しないこと、という三つであります。

二つ目の混合診療は認めていいではないかという議論がよくありますが、全面解禁となった場合には安全性・有効性が確保できないものまで認めなさいということになり、そのことにどうしても心配が及びますので、保険外併用療養という仕組みがあり、それを弾力的に運用していく考えで対応できないかと思います。それは安全性・有効性が確認できる技術や薬については先進医療として評価療養の中でも認めるという仕組みであります。すでに先進医療を受けられた患者さんは、平成二三年には全国で一万五〇〇〇人近くいらっしゃるということでございまして、この保険外併用療養ということになれば対象の技術や薬の分だけは自己負担ですが、他は保険でカバーされますよという制度であります。これを弾力的に活用していくことで将来的に保険診療の対象とすることも可能となります。、実際にこの評価療養の中で先進医療で本当に有効で広く使わなくてはとならないというものは保険収載されております。

三つ目の営利企業の参入については、営利企業が医療機関に参入することをなぜ心配しているかといいますと、株式会社の場合はどうしても利益優先、効率性重視ということになるということであります。先述しましたように医療は患者さんの生命と健康にかかわるものでありますので非営利でなければなりません。利益や効率性を追求する営利企業の考え方のもとでは国民・患者さんの安全・安心を脅かすおそれがある。つまりは営利企業のベースにある利益優先、効率性重視という考えのもとでは見捨てられる患者さんもでてくるかもしれません。コスト削減のために安全性が犠牲になるというようなことがあってはいけないということでの心配であります。

TPP

さて我が国の社会保障をあやうくする国外からの脅威ということで、私が副会長、会長のころ、ＴＰＰ（環太平洋パートナーシップ）協定をめぐる議論が盛んにおこなわれておりました。ＴＰＰに入ることの問題は、一つは薬価の問題、二つ目に私的医療保険の拡大、そして三つ目に株式会社の医療の参入することに対する問題意識であります。医療の産業化をめぐってはこれまでにも様々に議論が行われてきたところで、例えば坪井栄孝会長の時代に小泉内閣の医療制度改革が浮上したことを受けて「医療の市場経済」

をテーマに議論され、私が副会長のころ平成二二年、二三年にはこのＴＰＰ参加をめぐって「医療を営利産業化していいのか」ということをテーマに日医会内の医療政策会議で議論を重ねてきました。

ＴＰＰの背景にある米国との関係でみますと、これまでも米国から日本の医療の市場化要望がずっと出されてきた経緯があり、一番初めに出てきたのは昭和六〇年のＭＯＳ協議、その後も年次改革要望書等々をその都度要求されてきたという経緯があります。

平成二五年二月二〇日、安倍総理が訪米される直前に日本医師会から国民皆保険を守るために申し入れをいたしました。三月一五日に交渉参加を表明されました。そのため、日本医師会の記者会見において、交渉にあたっては国民皆保険を堅持するというために先述した「公的な医療保険給付範囲を維持すること」「混合診療を全面解禁しないこと」「営利企業は医療機関経営に参入しないこと」の三つの条件を遵守していただきたいということを申しました。そのようなことから、自由民主党のＴＰＰ対策に関する決議の中に、国民皆保険、公的薬価制度を維持することと、ＩＳＤ条項は国の主権を損なうような形では合意しないということが盛り込まれ、国民皆保険を堅持することを明言されたものの、これを信じていかなければならないのか、どこまで信じていいのかなという二つの思いが交錯するような心境でありました。結果として、日本はＴＰＰ参加しておりますが、公的医療保険制度については適用しないとするかたちで落ち着いたのであります。

3

ＡＩと共につくる新しい医療のかたち

医療にとってのＡＩは、これまで以上に医師が患者さんに質の高い医療を提供できるようになることを期待させるものであります。令和二年、内閣府や医薬基盤健康栄養研究所と共に内閣府戦略的イノベーション想像プログラム（ＳＰＩ）「ＡＩホスピタルによる高度診断・治療システム」の社会実装プロジェクトを開始いたしました。ＡＩ、ＩｏＴ、ビッグデータ技術を用いたＡＩホスピタルシステムを開発・構築することにより、高度で先進的な医療サービスの提供と、病院における効率化、医師や看護師の抜本的負担の軽減を実現して社会実装を目指すものであります。医療現場では医療従事者の方々が大変疲弊しており、医療の質の維持向上のために、さらに医療現場の負担増を回避するためにも、ＡＩ技術を用いた新たな医療提供体制の構築が必要であり、医療界と産業界が一丸となって国民の健康維持の増進、病気の早期治療に貢献できる医療技術のイノベーションが求められています。日本医師会としてこのプロジェクトを通じてその普及と推進を支援するということが一つ、もう一つは日医会内にＡＩホスピタル推進センターを設置いたしました。

ＡＩの活用により国民・患者さんにより安全で高い精度の医療サービスを提供していくこと、そのために日本医師会としてバックアップをしてきたところであります。

4 有事における医療

このたび能登半島地震により犠牲になられた方々に深く哀悼の意を表しますとともに、被災者の皆様に心よりお見舞い申し上げます。

我が国は災害大国といわれますように、近年をみても阪神淡路大震災（平成七年）、東日本大震災・福島第一原発事故の複合災害（平成二三年）、熊本地震（平成二八年）、新型コロナウイルス感染症パンデミック（令和二年）、そして能登半島地震（令和六年）という数々の大規模災害に見舞われています。例年訪れる台風が甚大な被害をもたらすことも含めますと、被災者支援を考えない年はないという時代であります。

東日本大震災・福島原発事故

我が国の災害医療を振り返りますと、被災地の医師会が中心となって自主的に被災者の医療支援にあたってきたという歴史がございます。医療チームの派遣体制としては日赤救護班が古い歴史をもちます。国が積極的に関わるようになったのは、阪神淡路大震災後のことであります。このとき亡くなった方々の八割は、土砂崩れに巻き込まれ、倒壊した建物の下敷きになって亡くなるという「圧死」でありました。しかもその多くが地震発生の当日でありましたので、災害急性期の救命率を高めるために厚労省の災害派遣医療チーム（ＤＭＡＴ）がつくられました。阪神の経験を踏まえたものでありましたので、ＤＭＡＴは瓦礫の下の医療という超急性期医療を担うチームとして発足いたしました。

一方、日本医師会では、これまで地域医師会の自主的な取組みであったところを全国的な組織的な仕組みに発展させて、オールジャパンの被災者支援体制をつくろうとしました。具体的には災害時における被災地の慢性期医療を支えるため、地域医療が回復するのを支えるため、避難所や救護所、被災地の病院診療所等における医療を担う日本医師会災害医療チーム（ＪＭＡＴ）の創設について会内委員会で検討をはじめたわけであります。東日本大震災はその検討が熟す矢先に起きた出来事でありました。まだ十分な体制が整っていないなかではありましたが、震災発生を受けて今すぐなんとかしなければならない状況に直面して、「このような国家的危機のために私たちは医者になったんじゃないか。困っている人々、医療を必要とする被災者のためにいざ被災地にまいらん」という勢いで、使命感あふれる多くの医師が全国各地から名乗りをあげて、日本医師会災害医療チーム（ＪＭＡＴ）として被災地に赴き力を発揮してくれました。発災まもなく厚生労働省から日本医師会にＪＭＡＴの派遣要請があり、その活動は公益性に加えて公的なものとなったわけであります。ＪＭＡＴは、医師・看護師・薬剤師・事務・検査技師等で構成され、派遣チーム数は二七六三チーム、延べ一万二六二八人にのぼり、活動期間は平成二三年三月から七月までの五ヶ月間に及びました。

我が国はこれまで数々の災害に見舞われてきたのでありますが、これらはまったく同じ様相というものはなく、それぞれに特徴があります。東日本大震災では、阪神淡路大震災のような「圧死」ではなく、亡くなった方々の九割が津波による「溺死」でありましたので、急性期医療よりも、避難を余儀なくされた方々の医療と健康をいかに守っていくか、亜急性期から慢性期のニーズと復興を見据えた長期的支援が最重要課題となり、日本医師会がＪＭＡＴ創設を準備していたことが被災者のニーズに応えるものとなったことは大きな実績であり教訓でもあります。

ＤＭＡＴや日本医師会のＪＭＡＴのほかにも、全日本病院協会などの病院団体、リハビリの（ＪＲＡＴ）、アジア医師連絡協議会（ＡＭＤＡ）、災害人道医療支援会の（ＨｕＭＡ）、国境なき医師団など、数々の医療チームが被災地で活動を行い、医療界の総力をあげて被災者支援のために一致団結したという事実は歴史に残るものと思うのであります。

海外からの医療チームの受入れ

　また東日本大震災では、世界三〇か国以上の国々から医療支援の申出があり、日本政府は六つの要件を掲げて、それらを満たす四か国、イスラエル、ヨルダン、タイ、フィリピンの医療チームを受け入れ、日本人医師と共に岩手・宮城・福島の被災三県で医療支援を行いました。外国からの医療チームの受入れにあたっての六つの要件とは、①自己完結型の体制（医薬品・医療器具・食料・水・燃料等を自前で準備すること）、②必要な数の通訳を派遣すること、③国際協力の経験を有する日本人医師を併せて派遣すること、④二～四週間の派遣であること、⑤現地対策本部の指揮下に入るかたちで活動すること、⑥医薬品や検査機器の通関にあたっては政府が円滑に協力する、というものであります。派遣者数が最も多かったのはイスラエルチームの五三人で、そのほかヨルダンチームは四人、タイチームは二人、フィリピンは三人でありました。このような経験を受けて、日本医師会では今後起こりうる大規模災害の備えとして、ＪＭＡＴ国際医療チーム（i-JMAT:International Medical Team in JMAT）をつくり、日本医師会と世界の各国医師会との間で「災害時の医療・救護支援における医師の派遣と支援体制における相互承認に関する協定」をつくったのであります。平成二七年には台湾粉塵爆発事故を契機に、台湾医師会・台湾の海外災害医療支援ＮＧＯである台湾路竹会と日本医師会との間で、この協定を締結しています。

また世界医師会では、東日本大震災から半年後の平成二三年一〇月に「災害対策と医療に関するＷＭＡモンテヴィデオ宣言を採択し、標準化された医師に対する災害訓練プログラムの訓練を推進しています。

米軍との連携

さらに、医薬品搬送を通じて日本医師会と米軍が連携したことも、東日本大震災時における支援活動の大きな特徴であります。そのきっかけは、発災から五日目くらい経ったころ、被災地で薬がなくなり薬をなんとかして手に入れて送ってほしいという要望が届きました。日本医師会から日本製薬工業協会に医薬品の提供をお願いしますと、全国の医薬品メーカーが無償で医薬品を提供してくれることになりまして、全国のメーカーから日本医師会館に八・五トンの医薬品を届けていただきました。しかしながら、それを被災地に輸送するとなったとき、当時はまだ道路も十分に通じていない状況で、自衛隊になんとかお願いできないかという話をしてみましたが、自衛隊の方もまだなかなか混乱して対応できないということでありました。そのとき、留学先のアメリカから急遽帰国していた災害医療を学んでいる女医さんが、米軍が災害救助活動「トモダチ作戦」をやっているので、米軍の協力を得て被災地に運んでもらうことができるかもしれないということでいろいろ調整して、横田基地から米軍の航空機で岩手の花巻空港と宮城の仙台空港に空輸することが決まったのです。

このほかにも、愛知県医師会が独自の支援として三菱重工の支援により医薬品八〇〇キロを小牧空港から福島空港までジェット機で運び、自衛隊の協力によりいわき市まで移送することができました。このような数々の国を超えた官民連携が被災地の医療を救ったということも日本医師会の重要な取組みのひとつであります。

新型コロナ感染症パンデミック

新型コロナウイルス感染症パンデミックは、日本全国ひいては世界中が被災地となりましたが、流行当初の第一波のころはまだ新型コロナという感染症がどのような危険をもたらすのか全くわからない状況でありました。海外の混乱した医療現場のニュースが流れ、国民の間に不安がひろがり、我々医療者も同じでありました。

そのようななかで、感染を防ぐためのマスクがない、ガウンがない、フェースシールドがない、あらゆるものがないないづくしで、多くの医療現場では充分な感染症防護具がないという状況でありました。それをなんとか手に入れるためにということで総理や厚労大臣のところに週三回、四回赴き、なんとか手配してほしいとお願いをして、また経済産業大臣には最低限の医療物資は日本国内で供給できるような体制をつくってほしいという要望をし、そのつど変化する医療需要や地域医療の課題について政府に働きかけを行ってまいりました。そのときの活動記録についての詳細は、岩波新書「新型コロナと向き合う——かかりつけ医からの提言」に記しております。

四期八年間会長をしてきて思いますのは、日本医師会の役割というのは国民の生命と健康を守る医療を展開する学術・職能団体でありますから、その役割をしっかり果たさなければならないということだと思います。新型コロナ感染症のパンデミックを経て、医療のあり方も様々な課題が浮き彫りとなってきましたが、新たな方向性を示して医療界を牽引していくということが医師会のひとつの役割だと思います。

災害大国日本の国土強靭化

またいつ大規模災害に見舞われるかわからない災害大国であるなか、首都直下型地震や南海トラフを想定した被災地における医療提供ということに対して、日本医師会がいかに力を発揮できるかが重要であり、期待されているところであります。東日本大震災における私どもの経験というものは、大きな力になると思っております。医療支援には、直接的な医療支援と間接的な医療支援を含めた医療支援があります。それと同時に地域医療を再建させていくための支援ということもあるわけでありまして、東日本大震災のときはこの両方を実施して被災地支援に貢献することができたと思っております。

日本医師会では、南海トラフ大震災を想定して何ができるかということで、衛星利用実証実験をＪＡＸＡと共同で行いました。このような訓練を行いながら、もし大災害が起きたときにどのように対応していくかというＪＭＡＴ研修も続けているところでございます。

さらにあらゆる緊急事態に対応するためにということで、「緊急時総合調整システム基本ガイドブック」を日本医師会から発行いたしました。これは米国で経験をしたニューオーリンズの台風、ボストンマラソンの時の爆弾テロをはじめとして、いくつかの事例から、そのときどのように現場対応されたかということを分析しながら、日本で災害が起きたときに緊急事態にどう対応していくかについて示されたガイドブックでございます。災害時の被災者支援とともに、平時には訓練や研修を積み、有事においても国民に求められる医療提供体制をその実現に努力してきたところであります。

5 医療事故調査制度

平成一八年二月、福島県立大野病院の産婦人科の先生が診察中に警察に逮捕されるという非常に衝撃的な出来事がありました。業務上過失致死罪と医師法違反ということであります。このときに、日本産婦人科医会をはじめ日本産科婦人科学会、日本医師会もこのようなケースで刑罰に問うのはおかしいのではないかという主張をし、裁判では無罪となりました。しかし、この事件は産婦人科の医師の意欲を削ぐことになり、産婦人科に進もうという医師が非常に減少しました。そしてその結果として地域で産科の医師がいなくなるいう状況が進んだといわれるところでございます。

その後、産科医療補償制度の議論が進んで平成二一年から運用が開始されました。産科医不足の改善や産科医療提供体制の確保を背景に、より安心して産科医療を受けられる環境整備の一環として、いわゆる脳性麻痺の場合の無過失補償制度ができました。これによって産科医師は一時増加傾向となりましたけれども、その後は横ばいです。産科と同様に訴訟リスクをもつ救急の医師、外科の医師も非常に少なくなっているという状況であります。外科があっても手術ができないというようなことをいわれる事態も生じていますので、何とか医療事故調査制度を早期に創設をしていただきたいと、日医会長として取り組んできたところであります。

実は、無過失補償制度を一番初めに提言したのは、福岡県医師会であります。どんなに注意をしてもどうしても脳性麻痺の子どもさんが生まれてしまうことがあり、そのときに補償制度がないということが、家族の方の大きな負担になっていました。当時、九州大学の産婦人科の教授といろいろ解決策を考えて、無過失補償みたいなものがあるとずいぶん家族は助かるだろうという話を聞きましたので、その教授と共に福岡県医師会で原案をつくりました。原案では、財源としては、三分の一を医療機関の負担、三分の一を県の負担、三分の一を患者さんいわゆる出産する方たちの出産料の負担ということにしました。福岡県庁にもって行ったのですが、残念なことにそのときは福岡県から財政困難な折、お金がないと断られました。そこで、日本医師会の方に日本全体として取り組んでいただけないかという提案をし、スタートしたものであります。

話を医療事故調査制度に戻しますと、大野病院事件後に厚労省から三次試案・大綱案というものが出たわけでありますが、これは医療界内部でも反対の意見がかなり多くありました。最終的に三次試案・大綱案というのはなくなったわけでありますが、医療事故に対する刑事司法の過度の介入を防いでこれに代わる仕組みを早急に創設することが求められる中で会内で色々議論を重ねてきました。私は副会長として、その後会長として、医療事故調査制度の創設過程にかかわってきました。会長となった平成二四年に厚労省に検討部会が設置され、三次試案・大綱案に代わる新たな制度づくりの検討が始まり、平成二六年に医療事故調査制度の創設を盛り込んだ改正医療法が成立し、平成二七年一〇月からその運用が始まりました。

医療事故をに関する対策をめぐっては、日本医師会は政府に先んじて平成九年から議論を重ねてきたところでありまして、そのような長年の議論の積み重ねにより実現したものであります。この制度は、事故の原因究明を通じた再発防止と医療の質の向上を目的としておりますが、本質的に最も大切なことは、国民患者さんと医療者の間の信頼関係であります。大切な人の死というのはそのご家族に大変重く辛くのしかかってきます。患者さんとそのご家族に寄り添って十分な説明をして意思を尊重しながら信頼関係を築いていくことが、亡くなった方の死を受け止めるために最も大切なことでありますので、この事故調査制度ができたから解決したという話ではなく、原因究明という事故調査制度の枠組みを超えた話として、医療の本質的な話として患者さんとの信頼関係を築くことの大切さをここに伝えたいと思います。

6 医療基本法

昭和四三年これは武見太郎会長時代でありますが、日本医師会では昭和四一年から二年間の議論を経て医療基本法第一草案を起草しました。これを受けて旧厚生省が医療基本法案要綱を示して国会に提出するまでになりましたが、廃案となり最終的には実現しなかったという歴史があります。

平成一八年、私が福岡県医師会長のころでありますが、当時、日本医師会会長の唐澤祥人先生から日本医師会医事法関係検討委員会の委員長になるようにという指名を受けて就任いたしました。そのとき医師、患者関係についての検討をしてほしいということでございました。ちょうど平成一八年前後というのは、医療事故が年間三万件近くあったというような状況で大変な医療不信が社会的にあったのであります。医療不信の払しょくということでどうあるべきかということを色々と検討してまいりました。やはり医療の基本というのは、あくまでも患者さんの利益を守り、相互の信頼関係を構築していくことに主眼をおいた法体系にすべきではないかということを結論としたのであります。現行法をみれば医療関係の法規制は医療従事者に対する規制が中心であること、現実の医療と乖離した規制が少なからずあるということ、国家による規制が過度になることは好ましくないわけでありますので、自律的な規制とのバランスを保つことが重要であろうという様々な検討を経て、医療分野における医療基本法をつくろうという議論に発展していったわけであります。

平成二一年には厚労省でハンセン病検証会議の提言にもとづく再発防止検討会の提言のなかで、医療基本法の制定について言及されたということがありました。日本医師会の会内委員会では患者をめぐる法的諸問題、医療基本法のあり方を中心として議論を重ねてきまして、平成二二年に私が日医の副会長となってからも、委員会ではそのまま医療基本法についてしっかり検討しようということで平成二六年に「医療基本法の制定に向けた提言」をまとめていただいたという経緯がございます。基本的な視点は患者の利益を第一に考えること、基本法は基本的な骨格を定めるもので罰則などは設けないこと、そして医師・医療提供者も安心して医療提供に専念できるように医療にかかわる関係者の責務や役割を規定することなどが要点であります。当然この医療基本法の制定自体がゴールではなくて、その先にどのような個別法を整備すればよいかということ、またいかに信頼関係に満ちた医療者と患者の関係を築いていくかということが最終目的であるということを述べたのであります。

なぜ、この医療基本法が必要かということでありますが、我が国には様々な医療に関する法律があるわけでありますが、しかしながら医療を取り巻く多岐にわたる法律が長い年月のあいだに古い規定が見直されることなく、新しい規定が次々に設けられるということがあります。さらに行政の解釈が加えられるなどして、お互いに矛盾が生じてきているのではないかというような点が問題となります。国の医療政策をしっかり施行する基本となる法律が必要ではないかということが提言されました。特に国民・患者さんと医療提供者との信頼関係に影が生じてくることがあるので、そういうことをできるだけ払拭するためにも、医療を貫く一本の太い幹となる基本法が必要という問題意識に至ったわけであります。医療の基本的な法律としては医師法があり、医療法があります。それぞれに制定は昭和二〇年代で非常に古いもので、その都度改正が行われています。

また健康保険法があって医療の経済的なバックアップがされているということ、その他の関連法規がたくさんあるわけであります。成育基本法をはじめいろんな法律が新しく立法化されています。

幸いにして医師会のなかでの意見集約がある程度おわり、患者さんたちの団体との意見交換を進めるなかで、議員連盟を発足することができました。平成の終りにこの設立総会をして、患者国民と医療関係者が対立するのではなく信頼に根差した関係を構築するためにということでその実現に向けた取組みを始めたわけでありますが、その最終段階になって私が会長を退くことになってしまったものですから、その後の進展を心配しています。私は医療と患者さんとの関係を考えるなかで、開かれた医師会でないといけないという思いが非常に強くありました。私の医師会での活動の根底にはそのような考えがあり、第1章で述べた日本医師会綱領とこの医療基本法の制定に向けた取組みはその思いの現れの一つであります。

第 5 章

世界医師会長として

平成二九年一〇月、シカゴで第六八代の世界医師会長に就任いたしました。日本医師会の会長として世界医師会長に就任したのは三人目でありますが、一人目は昭和五〇年に第一一代会長の武見太郎先生が就任されました。このときの日本の高齢化率は七％であります。まだまだ日本は若い国であった。経済成長の非常に盛んなときでその経済成長の過程において公害病とか環境汚染などいろいろな課題がありました。それを克服するために様々な政策を訴えられたのであります。平成一二年には第一五代会長の坪井栄孝先生が世界医師会長に就任されましたが、そのときの高齢化率が一七％であります。いよいよ高齢者介護というものが必要になったということで日本では介護保険制度がスタートした年でありました。そして私が就任した平成二九年には日本の高齢化率は二七％、四人に一人は六五歳以上の高齢者ということで、新たな医療提供体制をつくり上げていくという大きな課題に直面しているのであります。

1 世界医師会とは

　世界医師会は、全世界の医師を代表する国際的な連合体であります。昭和二二年九月の設立以来、医学・医術、医の倫理、医学教育における国際的水準をできるだけ高め、世界のすべての人々のヘルスケアの実現に努め人類に奉仕する活動を行っております。日本を含む一一五カ国の医師会が世界医師会に加盟しています。

　設立の契機は第二次世界大戦でありまして、当時の非倫理的な医療行為の反省をするということもあり、ニュルンベルク綱領等々ができたのでありますが、その反省のなかで世界医師会をつくろうということになったと聞いています。パリで開催された第一回総会において二七カ国の医師会が一堂に会して設立に至りました。

　世界医師会の事務局はどこにあるのとよく聞かれますが、フランスのフェルネイ・ボルテアというところにあります。設立当初は国連本部のあるニューヨークに置かれていたのでありますが、ジュネーブに世界保健機関をはじめとする多くの国際組織があることとの関連から、昭和四九年に今の場所、フランスのフェルネイ・ボルテアに移転しました。世界保健機関のあるジュネーブの近郊がよいだろうということで、スイスは物価が非常に高いこともあり、車で三〇分ぐらいほどの距離のフランス領というところであります。私が世界医師会長のときには、事務総長のOtmar Kloiberというドイツ医師会の医師がすべて取り仕切ってくれて、約二〇人弱のスタッフと一緒に仕事しておりました。役員としては、会長（次期・現・前）、議長、副議長、財務担当がいます。そのほか理事として二三名、常設の委員会としては、医の倫理委員会、社会医学委員会、財務企画委員会がございます。

世界医師会では、医療の専門家、患者のケア、被験者に関する研究、公衆衛生に関連する一連の倫理的な問題についてグローバルな政策声明を採択しており、新たな倫理問題が生じれば既存の方針を定期的に見直し、更新する取組みを続けています。

2 世界医師会の宣言

世界医師会の宣言や声明は二〇〇を超え、いずれも幅広い領域にわたる問題について、世界の医師・医療関係者が指針とすべき内容を提供しています。代表な宣言として、医の倫理に関する「ジュネーブ宣言」、人間を対象とする医学研究の倫理的原則である「ヘルシンキ宣言」、患者の権利に関する「リスボン宣言」があり、国際基準として世界各国に影響を与えています。

「ジュネーブ宣言」は、昭和二三年の第二回ジュネーブ総会で採択され、ヒポクラテスの誓いの現代版として医の倫理の規範を述べた世界医師会の最も重要な宣言であります。私が世界医師会長に就任した平成二九年一〇月のシカゴ総会では、患者と医師の関係、医師同士の関係のここ数十年にわたる変化を反映させるための改訂が行われました。改訂版はパブリックコンサルテーションの期間を含む二年間のプロセスを経て合意された内容で、世界のすべての医師にとってグローバルな倫理規定になることが期待されています。

「ヘルシンキ宣言」は、昭和三九年に採択され、これは人間を対象とする医学研究において医師が守るべき最も基本的な倫理規範でありますが、医師のみならず薬剤師や歯科医師の方も人間を対象とする医学研究のときには可能の限りはこれに従っているわけであります。医学研究の対象とされる人々を含め、患者さんの健康、福利、権利を向上させ守るということは医師の責務であるということ、医師の知識と良心はこの責務達成のために捧げられるものであるということであります。そして医学の進歩は、人間を対象とする諸試験を要する研究に根本的に基づくものであると。また人間を対象とする医学研究の第一の目的は、疾病の原因、発症および影響を理解し、予防、診断ならびに治療を改善することであると。最善と証明された治療であっても、安全性、有効性、効率性、利用可能性および質に関する研究を通じて継続的に評価されなければならないということで、人間を対象とする研究の基本について示されているわけであります。そのなかでブラインドテスト、ダブルブラインドのテストを、新しい薬物とか治療方法が開発されるときに行うわけでありますが、そのときに十分な配慮ができているかというような議論もよく行われます。

このヘルシンキ宣言は、世界医師会が採択した宣言の中核となる文書の一つであり、人間を対象とする医学研究の倫理的な諸原則を定めた最も重要なガイドラインであることが国際的に承認されているところであります。昭和三九年の採択以降の医学の進歩と医療分野の変遷に伴いましてこれまでに幾多の改訂が行われてきたところでございます。

そして患者さんの権利に関する「リスボン宣言」は、昭和五六年に採択され平成一七年に最終修正がされました。医師、患者およびより広い意味での社会との関係を著しく変化してきたのです。医師は常に自らの良心に従い、常に患者の最善の利益のために行動すべきであると同時に、それと同等の努力を患者の自律性と正義を保証するためにはなければならないということで、良質な医療を受ける権利とか、選択の自由の権利、自己決定の権利等々一一個項目が挙げられています。

さらに世界医師会の「医の倫理マニュアル（WMA Medical Ethics Manual）」は、日本医師会から日本語版を発行しています。平成二七年に世界医師会で改訂が行われましたので日本語版も更新しました。この改訂版では、医師と患者の関係、医師と社会の関係の章で医療安全を目指した患者の安全宣言、終末期医療に関する動き、また環境問題に関する積極的な働きかけなどが取り上げられております。

世界医師会で一つの倫理方針が決まれば、それを受けて日本における医の倫理も確立されてきたのであります。

3

世界医師会長として目指したこと

これまでに私も含めて三人の世界医師会長が日本から選出され、理事としては三名を擁して日本医師会はその活動に積極的に関わっています。日本医師会が世界医師会に加盟したのは昭和二六年、実はドイツ医師会と一緒に加盟したという経緯があります。世界医師会は、第二次世界大戦中に行われた非倫理的な医療行為という反省の上でできたわけでありますが、日本も先の戦争中にいくつかの非倫理的な医療行為が行われていたといわれており、特にそのことについて十分な反省のもと加盟したのです。

日本人初の世界医師会長は、昭和三二年から二五年間、日本医師会の会長をおつとめになられた武見太郎先生（第一一代日医会長）であります。昭和五〇年の第二九回世界医師会総会・東京開催において世界医師会に就任され、このときのテーマが「医療資源の開発と配分」ということでございました。武見先生は、日本と韓国、台湾、フィリピン、タイ、マレーシア、ミャンマー、インドネシア、オーストラリア、ニュージーランドなど一二カ国の連合体として、「アジア大洋州医師会連合」（ＣＭＡＡＯ）を設立し、ハーバード大学公衆衛生大学院のなかに武見国際保健プログラムを設立、Asian Medical Journalという雑誌の創刊、ドイツ・イギリス・イタリア間の医学交流、韓国台湾の医学交流資金を設立するなど、日本とアジア、日本と世界の医療界をつなぐ原形となる様々な活動をされました。

その次に世界医師会長になられた坪井栄孝先生（第一五代日医会長）は、平成八年から平成一六年までの八年間日本医師会長をおつとめになりまして、平成一二年に世界医師会長に就任されたということであります。

そして日本から三人目として、平成二九年一〇月のシカゴ総会において私は世界医師会長を拝命することになりました。平成二四年から令和二年まで日本医師会長をつとめ、その任期中のことであります。その前年の平成二八年一〇月の台北総会において立候補をしたのでありますが、私以外に中国医師会の副会長、またクロアチア医師会の会長、ナイジェリア医師会の会長の四人の立候補がありました。立候補の演説の中でナイジェリア医師会長が、今回私は横倉を支援すると宣言してくださり、アフリカの先生方からも非常に支援を受けたのでありました。最終的には投票となり、ほぼ満票で選出されたという経緯です。この台北総会から次期会長ということになり、平成二九年のシカゴで開催された総会で会長に就任しました。就任演説のなかでは、冒頭に私の医の原点となるエピソードにふれつつ、ＵＨＣの推進と医療の社会的共通資本ということを申し上げて、シカゴ大学の教授をしておられた経済学者の宇沢弘文先生の言葉を引用して「社会的共通資本」としての医療についてお話をさせていただきました。

日本の健康寿命を世界トップレベルに押し上げた我が国の医療システムの背景には、国民皆保険というのが大きいということ、ＵＨＣ（ユニバーサル・ヘルス・カバレッジ）ということを世界中で進めていくべきではないかということを申し上げたものであります。

4　高齢社会とユニバーサルヘルスカバレッジ

ユニバーサルヘルスカバレッジを推進していくということは、日本医師会も国も同じ方向を向いて歩んできたところであります。例えば、平成二六年には世界四〇カ国が参加するなか世界医師会の東京理事会を開催しましたが、安倍晋三総理大臣（当時）が来賓として出席され、その挨拶のなかで国民皆保険とフリーアクセスは日本の医療関係者はじめ、国民が半世紀以上にわたり守ってきた貴重な宝であり、これを次の世代にもしっかりと引渡していかなければならないこと、誰もが安心して老後を迎えることができる長寿社会モデルを日本から世界に発信していくということを述べられました。平成二九年には、国連総会において一二月一二日を国際ＵＨＣデーに定める決議が採択され、同時期に東京で開催された「ＵＨＣフォーラム２０１７」において安倍晋三内閣総理大臣が世界の保健分野のリーダーとともに支援を表明したことにより、ＵＨＣの推進は世界のアジェンダとなりました。

令和元年六月にはG20大阪サミットにおいて保健大臣と財務大臣の合同会合が初めて開催され、途上国におけるUHC財政の強化に関する共通理解が得られました。九月にはUHCに関する国連総会ハイレベル会合が初めて開催されるなど、世界レベルでUHCの推進に向けた様々な動きがみられるようになりました。

世界医師会と世界保健機関との間で覚書が締結されていないということがありましたので、平成三〇年にUHCの推進と自然災害のときに協働して対応しようということで、世界医師会長の私とWHOのテドロス事務局長との間で覚書を交わしました。そして世界医師会と世界保健機関との連携の在り方については、世界保健機関の対象国支援ということ、世界医師会の各国加盟団体があるので、それぞれの国における医師の能力開発を含めて保健医療従事者に関する国家政策対応に貢献するということ、また政策対応と保健医療従事者へのグローバルな環境を支援するということを明記しました。

さらに国連総会で「結核、NCDsに関するハイレベル会合」において講演させていただくということもありました。

令和元年六月に「ヘルスプロフェッショナルミーティング」を東京で開催して、秋篠宮殿下にもおみえいただいて東京宣言をつくりました。世界医師会長の最後の仕事では、ジョージアで「ＵＨＣの推進に関して」全体の報告をさせていただいたということであります。

現在そして将来に目を向けますと、高齢化社会という変革期ともいうべき時代に立って、医師は医療の原点に立ち返り健康長寿社会をつくり上げ、かつ継続的に伝えていかなければなりません。高齢化はスピードの違いこそあれ、将来各国が共通に対処すべき大きな課題となります。日本の健康寿命を世界トップレベルにまで押し上げた背景にはＵＨＣとしての国民皆保険の存在が欠かせません。世界が経験したことのない高齢化社会を安心へと導くモデルもまた国民皆保険にあると確信をしています。日本は戦後急速な発展を遂げてきました。これを成し遂げることができた背景には、安心して働くことができるための国民皆保険があったからです。病気になっても医療機関にかかることができる安心感が私たちの成長を牽引してきたのです。

日本の国民皆保険を基盤とする医療システムは医療分野で著名なランセットそして世界銀行からもＵＨＣの世界的模範であるとして高く評価されています。これは過去五〇年以上にわたる我が国の国民皆保険の経験に基づく実績を踏まえたものとされており、この分野での日本のリーダーシップが期待されているところです。日本医師会としても今後もこの優れた医療制度を世界中に発信することにより世界中の人々の幸福の実現に貢献をしていきます。

5 人獣共通感染症
――世界医師会と獣医師会 One world One health

世界医師会と世界獣医師会、医師と獣医師が手を携えて世界の健康を守っていこうということで、平成二七年に「第一回世界獣医師会と世界医師会One Healthに関する国際会議」がスペインのマドリッドで開催されました。日本からは日本医師会長であった私と蔵内勇夫日本獣医師会長が出席して発表したのでありますが、それが契機となって

第二回会議を日本で開催してほしいという話をいただきました。

そこで一一月に第二回の国際会議として「One Health 概念から実践へ」をテーマに北九州市で開催し、ノーベル化学賞を受賞された田中耕一先生に「分析機器――感染症対策への更なる貢献を目指して」という基調講演をしていただきました。その後ヒトと動物の共通感染症、エボラに始まり鳥インフルエンザ等々への対応、また抗菌剤の耐性の問題、特に最近非常に耐性菌が増えているということがありますので、そのことについても議論をしました。抗生剤使用量をみると、世界中の使用量の三割はヒトに使うのでありますが、残りの六割は動物に使われています。魚の養殖や豚や牛にも相当に抗生剤を使っているのです。また植物にも、食べ物の発育をよくするために抗生剤を投与するというようなことも行われているというようなこともわかりました。耐性菌を少なくするために、今後どう取り組んでいくかというようなことを議論して、医師と獣医師との連携による「共通感染症の取組みを推進する福岡宣言」というのを採択したのであります。

もともと日本獣医師会とは、私が日医会長一期目の平成二五年に協定を締結しておりまして、この会議を開催するにあたって全国四七都道府県の医師会と獣医師会が学術協定書を結ぶよう進めてきた経緯がありまして、この会議開催の前日にすべての都道府県で出来上がったということでありました。

6 世界医師会の課題

世界各国それぞれの地域で様々な健康問題があります。しかもそこには各国固有の問題が根底にあることで、なかなか問題の解決は難しいということもあります。世界医師会を通じて各国と緊密な連携をもちながら、世界中の人々が安心して健康的な生活をおくる社会をつくることが医師の使命として、ますます重要になるだろうということであります。健康社会格差の問題においては、世界医師会長をお務めになったマイケル・マーモット教授（ロンドン大学疫学・公衆衛生学）が述べられているように、健康の社会的決定要因の問題を掘り下げて、解決を進めていくことが肝要となります。

紛争地域の医療

近年、独裁政権やテロ集団によって医師が拷問されたり迫害されたりする懸念があります。病院やその他の医療施設が戦争や武力紛争の際に攻撃の対象となっています。患者や医療従事者が亡くなり負傷するということが起きています。世界医師会はこれらの人権侵害を国際人道法および人権法に深刻な違反であると非難し、他の人道的、人権団体と協力・提携して赤十字国際委員会の危機プロジェクト「ヘルスケアインデンジャー」に関わっています。これは紛争国での医療に対する武力攻撃を含んだものであり、また財政的な問題から医療が行えないという問題を抱えた国に対してもより適切な医療環境を実現していく取組みです。世界医師会ではそのような世界的な課題に何とかして対応していかなければならないということで様々な声明をだしてきたところであります。

高齢社会

日本が今トップランナーを走っているわけでありますが、中国や韓国というのは高齢化率の上昇率ということで考えれば日本よりかなり高い上昇率を示しています。そういうことでありますから、高齢社会という変化にあたって医師は医療の原点に立ち返って健康長寿社会をつくり上げなければならないということだろうと思いますので、国民の健康寿命を世界のトップレベルまで押し上げてきた国民皆保険が、世界が経験したことのない高齢社会を安心へと導く世界モデルとなるでしょう。この優れた医療制度を世界に発信することによって、世界中の人々の幸福の実現に貢献できるのではないかと思っています。

若手医師

若い次世代の医師への働きかけということが必要だろうということで、若手医師の育成のために世界医師会の若手医師ネットワーク（ＷＭＡ－ＪＤＮ）の活動が始まっています。平成二二年一〇月に世界医師会総会で承認されて、若手医師のための国際的なプラットフォームとして創立されました。日本医師会では平成二四年一〇月に日本医師会国際保健検討委員会のもとに卒後一〇年目までの若手医師を対象として日本医師会のJapan Medical Association Junior Doctors Network（ＪＭＡ－ＪＤＮ）を創設いたしました。全国で一〇〇人近いメンバーで活動を始めました。このネットワークを全国的にもさらに広げていくと同時に、世界医師会のジュニアドクターズネットワークの中に位置づけられておりますので、世界医師会の中で若い先生方の相互理解が進むように、またお互いに交流会をより進めやすくするための支援に取り組んできたところであります。

終章

君たちはなぜ医師になったのか
——若手医師へのメッセージ

私は世界医師会長に就任したとき、自らの医師としての原点について次のような話をいたしました。

「私は福岡県高田村という村で生まれ育ちました。元は無医村だったこの土地に軍医だった父が小さな診療所を建てたのです。父は、病に苦しむ人がいれば、誰でも快く受け入れました。感染症の啓発にも力を入れ、常に地域住民の健康状態の把握に努める医師でした。母は、治療費の払えない患者のために自らの着物を売って薬代に変えるような人でした。こうした両親の背中を見て育った私は、『目の前に病んだ人がいれば、わが身を顧みずに尽くす』という医療の精神を日々の生活の中で学んでいきました。医師は『人を診る』ことが仕事です。そして、誕生から死を迎えるまで寄り添い、より健やかな人生を患者と共につくり上げていくことを使命としています。地域社会にあって医師として働く父を思い出す時、『医療の原点』がここにあるという気持ちを新たにするのです」

これからの医療を担う若手医師のみなさんに、どうして医師になったのか。どのような医師になろうと思ったのか。もういちどそのことを改めて考えてほしいと思うのであります。

医師を志す人というのは、苦しんでいる人、困っている人を助けたい、社会の役に立ちたいという公益的なマインドを、自然と心のどこかにもっていて医師になったと思うのです。しかしながら、医学教育や医師となってからも、どんどん進歩する医学・医療を勉強しているなかで、特に若いときは専門医をとることに一生懸命になりますので、他のことが少し見えなくなることがあります。もう一度、しっかり目を開いて視野を広げていってほしいのです。

今一つ心配していますのは働き方改革であり、医師の働く時間を制限するという時代にあることです。もちろん、私たちの時代のような働き方は良くないのですが、限られた時間のなかで医学的なことに加えて、医師としてのマインドをどのように伝えていくかということが難しくなっている状況があります。困っている人がいるときは自分のことよりもその人のことを考えるということ、同じ疾病であっても患者さんの数だけ対応が変わるのが医療であります。患者さんの状態によってどのような声をかけるか、どのように対応するか、千差万別なのが医療なのであります。そのような医師としての資質、医師としてのマインドをなおざりにしてしまいますと、こういうときにはこう対応するという一種のマニュアル医師や、病を抱える患者さんの心の状態に配慮せず淡々と一方的に医学的な説明をしてしまう機械的な医師になってしまいます。時間外や休日対応を地域で支えるために分担しようという医師は減り、有事にあっても被災地の医療支援に協力しようという医師はめっきりと減っていくかもしれません。

医師は専門職ですので、医師免許を取得してからも学び続けることが必要であり、働き方改革によってこれ以上は仕事するといけないといわれることから、学びたい、経験を積みたいという意欲を削がれ、そのような場を奪われることになりはしないかということも気がかりであります。医師が心を壊すほど働かないといけない状況があるとすれば、それをなくすことは必要でありますが、その一方で経験を積んでもっと医学医術を磨きたいという医師の意欲を受け止める環境も同時に必要であります。

大切なことは、若手医師それぞれの医師の個性を尊重しながら、それぞれのペースに配慮しながら一人前の医師となれるようサポートして育てていくということではないかと思うのであります。昔は、どうして医師になったか思い返してもらいながら、これからどのような医師として社会貢献していくかを一緒に考えていく先輩医師が傍におり、医学・医術を教えていくことや、医師としてのマインドを育んでいくことが、病院で過ごす長い時間の中で実践されてきました。

若手医師の方々が医師として社会貢献を考える一助として、日本医師会発行の『ドクタラーゼ』という雑誌があります。これは私が会長のころに始めた取組みで、全国の医学部の学生向けにつくって無料配布していました。学生にとっては馴染みのない医療を取り巻く様々な社会的な課題や医師としてどのようにキャリアアップしていけばよいのかなどをわかりやすく伝える内容になっています。これは高校生からもぜひ読みたいので送ってほしいという依頼が寄せられたこともがあり希望されるところにはお送りしたということもありました。

少子高齢化の我が国において、考えなければならない医療・介護を取り巻く社会的課題は非常に多くあります。本書もまたその入門書として若手医師のみなさんが医療政策を考えるきっかけとなれば幸いであります。

対 談　行天良雄×横倉義武

かかりつけ医の基本は、患者さんの立場にたった医療を実践できること

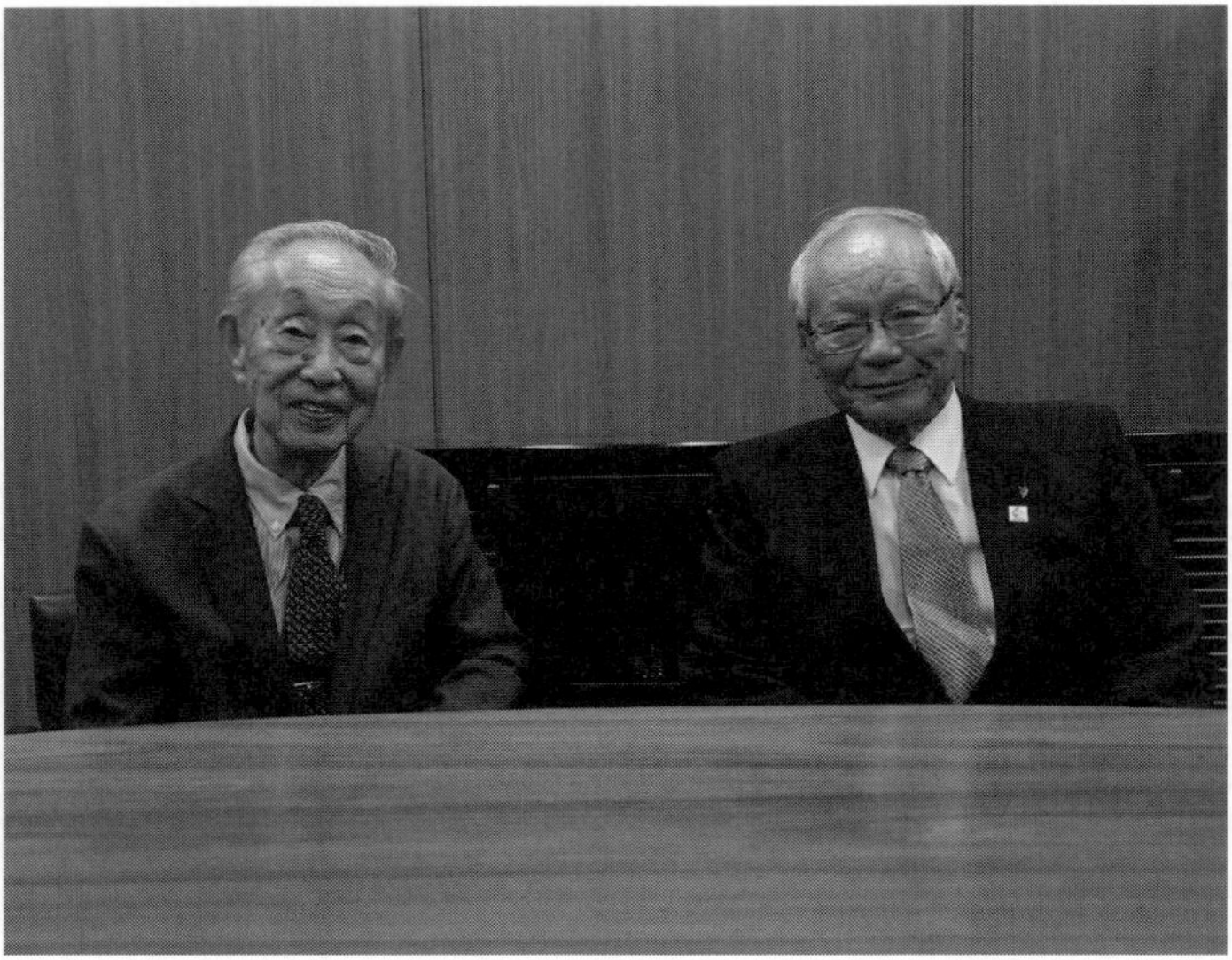

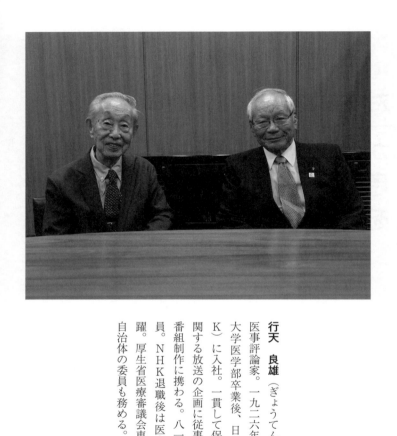

行天　良雄（ぎょうてん・よしお）
医事評論家。一九二六年東京生まれ。千葉大学医学部卒業後、日本放送協会（ＮＨＫ）に入社。一貫して保健、医療、福祉に関する放送の企画に従事し数千本を超える番組制作に携わる。八一年、ＮＨＫ解説委員。ＮＨＫ退職後は医事評論家として活躍。厚生省医療審議会専門委員をはじめ各自治体の委員も務める。

横倉　本日は御多忙中にもかかわらずありがとうございます。

行天　こちらこそありがとうございます。私は横倉先生とお話をしたり、共に過ごしたりした時間というのは、先生のお父様とのほうが長いという気がしています。私は太平洋戦争の頃にお父様とお知り合いになりました。お父様は、軍令部付で全体を見る立場のお仕事をされていたと思います。戦後、軍医のお仲間から、お父様の素晴らしいお人柄を聞かされ、戦争中のいろいろな出来事を背負っていらっしゃると思うと同時にしみじみしたものを感じました。こういう方が実際の医者になったら、どういうお医者さんになるんだろうかということを感じていたのです。それこそお父様に通じる横倉先生のお人柄に触れるようなお話を本日はお伺いしたいと思います。

結核患者さんを支えたヨコクラ病院

行天　昔は結核が猛威を振るっていました。結核は肺病と言って、次々といろいろな方が亡くなられる時代でした。横倉先生のご家族でもお亡くなりになった方はいらっしゃいますでしょうか。

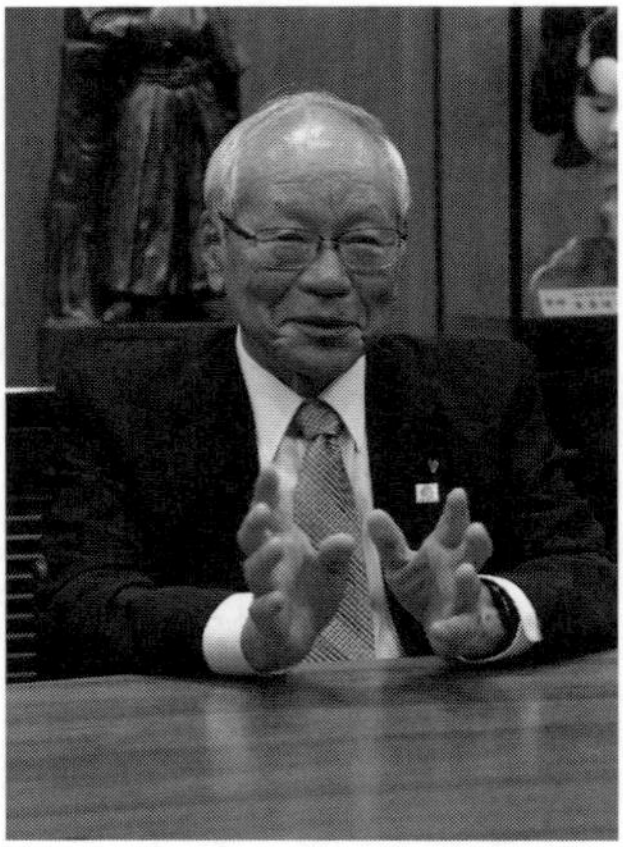

横倉　私の父の姉二人が、父が中学生ぐらいの時に相次いで亡くなっています。上のお姉さんが二二歳、二番目のお姉さんが二〇歳です。結核の急性増悪のような感じで、上のお姉さんが亡くなって、それから一ヶ月後に下のお姉さんが亡くなったということですね。私が生まれる前のことですので父や祖父から話を聞きました。

行天　横倉先生ご自身の医師としての生活の中では結核というものの意識は薄れていませんか。

横倉　私どもの病院は、結核病棟からスタートした病院です。かつて国民病として結核が猛威をふるっていた頃、結核患者さんたちを受け入れる病院は十分とはいえませんでした。そのようななか、結核患者さんたちを受け入れるためにと、私の父が診療所に入院設備を整えて発展させたのが今の病院です。私が医者になってからも一部結核病棟を置いていましたので、結核の患者さんたちは入院しておられました。

行天　先生のお父様は、戦争が終わって大学に戻りたい、九州大学で結核という病気のことを研究したいとおっしゃっていました。

ところで、先生は福岡からお母様のご実家の高田町に疎開をされましたね。

横倉　高田町は母親の両親の出身地です。私自身は戦時中の昭和一九年八月に福岡市内で生まれました。昭和二〇年の年頭あたりにだんだん空襲が酷くなるということで、疎開したわけです。福岡市の自宅と疎開先を行ったり来たりしていました。その途中で電車の中で米軍機から銃撃を受けて危うく命を落とすところだったこともありました。

行天　今、本書をお読みになる方たちはほとんど戦争のことをご存じないと思いますが、横倉先生ご自身は戦争の記憶はないわけですね。

横倉　記憶はありません。私の記憶があるのは

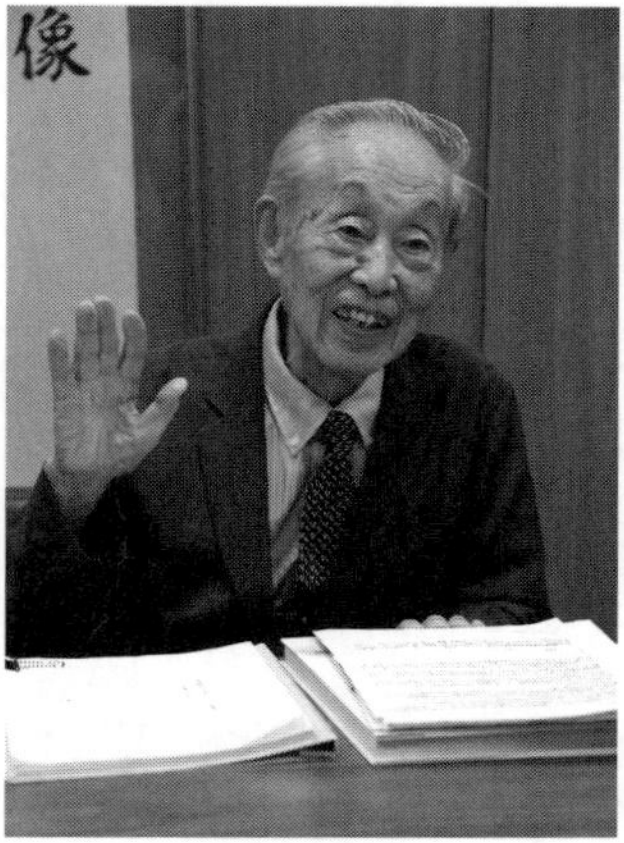

朝鮮戦争の時からです。朝鮮戦争の時は、今の福岡空港に米軍の空軍基地がありましたからね。町にはかなりアメリカの軍人がいました。福岡市内に大壕《おおほり》公園がありますが、そこに郵政省の建物があってそれが当時米軍の病院でした。私は、小学校四年生から福岡市の小学校にまた戻って通いだしましたが、学校の近くにその公園がありました。その頃はまだ米軍の病院で米軍の方がおられたんです。昭和三〇年前までは割と身近なところに戦争というのはあったと思います。

行天　先生が疎開先へ連れて行かれたり、帰られたりという時に米軍の戦闘機の銃撃を受けたというお話をされました。

横倉　その頃、行天先生はもう成人される前ぐらいですか。

行天　ちょうど兵隊に取られる前ですけれど、医学部の関係で召集が免除になりました。実際にはもう学校では授業どころではなくて空襲がずっと続いておりました。私も横倉先生と同じように米軍の戦闘機に銃撃され、命拾いしたことがあります。

医師会活動の原点となった行天先生との出会い

横倉　私が行天先生と初めてお会いしたのは、地域医師会の勉強会の講師をお願いした時のことです。当時、私は大学病院を辞めてヨコクラ病院に戻り、地域医師会の若手の勉強会を開いていました。そこで講師を誰か探してほしいということになったのです。行天先生の話は父からよく聞いておりまして、NHKの医療の解説番組でお話もされていましたのでぜひお願いしたいと考えました。昭和六〇年から昭和六一年頃のことと思いますが、ちょうど行天先生が熊本で講演されると聞いて、お会いするにはどうすればいいだろうかと思いまして、朝食の時間に熊本のホテルまでお伺いしました。「私達の勉強会に来ていただけませんか」とお願いしたのが私が初めて行天先生にお近づきになったきっかけです。熊本城のそばにホテルキャッスルがありますよね。そこのレストランで初めてお会いして、お願いして大牟田に来ていただきました。これが私の医師会活動に入る原点になったと思います。

行天　それは光栄ですね。私が先生との心に残った出会いというのは、福岡の日航ホテルで偶然お会いした時です。先生もご夫妻で、私も妻と一緒でしたので、ゆっくり柳川のお話しを楽しませていただきました。お父様とそっくりだなと思ったんですね。表情とか、お声とかですね。本当にお父様そっくりでね。こんなに親子っていうのは似るものかなと思いました。

横倉　なかなか父の域には達しませんね。

地域住民の健康を守る医師会活動

行天　福岡県医師会の役員になられた経緯をお聞かせください。

横倉　平成二年から福岡県医師会の役員になりました。大牟田医師会の役員を昭和六三年からしましてね。平成になってすぐ福岡県医師会の理事になりなさいということで、地元の筑後地区の医師会長の皆さん方から電話がかかってきましてね。初めはお断りしました。まだ四五歳でしたから、あと十年ぐらいしてからですねと言ってお断りしました。そうしたら会長さん方皆さんが私の父に電話されて、なんとかならないかということになって、父が私のところに来ましてね。「筑後地区の会長の皆さんがお前になってほしいって言うから、「行きなさい」ということになりました。それで福岡県医師会に行くようになりました。それからが本当の意味で医師会活動のスタートでしたね。

行天　私は、大牟田で横倉先生が医師会の理事をなさるとか、そこら辺までは当然なっていただかないといけないと思っていましたけど、それから横倉先生が県医師会の上の方に上がってらっしゃるんでね。私は、横倉先生が医師会という組織の中で何を考えてやっていこうとなさっているのかと思っていました。横倉先生の得難いお人柄というのは、日本の医療というものの一つのパターンを確立していく方向性をお持ちなんじゃないかなという感じがしましてね。その辺が大丈夫なのか、そういう階段を上っていくのが果たして幸せなんだろうかと思っていました。

横倉　大牟田医師会は大牟田市と高田町という二つの行政区で、私は高田町という行政区の中で医療をしていました。そうするとその行政とのいろいろな交渉があるのです。予防接種は、あの頃は集団接種でした。各小学校に何人医師を派遣するかということですね。そういう役を始め、行政との交渉の大事さ、地域の方の健康を守るためにはそういう仕事をしなければということで、地域の医師会活動に入っていき、医師会の仕事をしていくうちにその活動の大事さもわかってきました。もともと「地域の人々の健康と生命を守る」というのが、医師としての私の仕事だと思っていました。そのような医師としての倫理観がありましたので、県医師会に行きなさいと仰せつかったものの、二期四年で地域に戻るつもりでした。その頃は医師会の仕事は午後だけですからね。午前中は診療ができました。そしてまた医師会の仕事が終わって、夜帰ればまた診療ができるという状態でしたからね。そういう中で両立しておりました。

行天　そこのところでお伺いしたいのは、横倉先生がおっしゃった医師会活動とはどういうものですか。

横倉　地域の人々の健康を守るというのは、医師だけではできないでしょう。そこには、地域の行政の人たちや地域住民の方々の自発的な行動、そういうものをどのように組み合わせればより良い医療ができるかということで、そういうことが医師会の活動であると感じましたね。

行天　それはほかの先生方も大体了解というか、積極的にそのようにしたいとお思いになる方が多かったんですか。

横倉　そうでもないですよ。病気の患者さんを診て治療する日常診療だけでいいという先生ももちろんおられました。しかしながら、小さな町ですから、当時医療施設は六軒くらいですからね。だから六軒の先生方にご理解いただきながら順番にやっていきましょうということで、健康活動といいますか、いわゆる保健活動ですよね。そういうのが大事だということを感じていましたので、それらの活動に取り組みました。また予防接種をするなかで副反応がおきたり、それに対する補償制度をどうするかということを私どもの地元でも取り組んでいました。

国民皆保険が昭和三六年に実現しましたが、当時、国民健康保険は市町村単位でしょう。町の保険組合、国保組合の会議とかに出るわけですよね。その中でどうすればうまく医療ができる、財源を確保できるかどうかですね。あの頃、国保の保険料も所得按分以外に財産税とかいろいろありました。それとバランスをどうするか。だから保険財源をどう作り上げていくかということも勉強しました。そのようなことをする中で、いわゆる医師会活動と一括りで話しましたけれども、医師会活動が「地域住民の方の健康を守る」ためにあるということをものすごく思いました。

行天　日本の医療保険制度が機能している限り、医師会は行政との関係が極めて大切な団体です。一方で日常診療に力を尽くされ、その一方で行政という二面の生活は大変な労度であり、また複雑なあり方です。そもそも医師会員には、いろんな考え方や立場の方がいらっしゃいます。どうも横倉先生にはその立場が向いていらっしゃらないと生意気ですけど思ったんですよ。

横倉　初めはご心配いただいたと思いますね。県医師会にいた頃から日本医師会のいろいろな仕事を言われまして、例えば中医協の仕事は県医師会の専務理事をしていたときに声をかけられました。坪井会長時代です。中医協のあり方について勉強をさせていただき、日本医師会の役割の重要性もよくわかりました。日本医師会の仕事をと言われたときには決断をしましたけどね。

また医師会のイメージとして圧力団体や政治団体といわれることがあるのですが、それをお聞きするたびに、国民の皆様に医師会活動というものがきちんと伝えられていないと感じておりました。三十年以上医師会活動に携わってきた私は、地域住民の方々の健康を守るという意識で取り組んできまして、他の医師も医師会活動に参加しようという医師はそのようなマインドをもつ先生方が多くいらっしゃいます。組織としてみますと、医師会は学術団体として生涯教育を担い、患者さんのことを第一に考える医の倫理・医師の倫理を重んじる団体です。医師会はそのような組織であることを国民の皆様にお伝えしようという思いから、私が日医会長になったとき真っ先に取り組んだのが「日本医師会綱領」の作成でした。

行天　先生が会長でいらした時には、私は医師会にかかわる分野の仕事はほとんど何もやっていません。中医協の方も先生の時には私は出ておりません。

横倉　そうですね。かえってそれが良かったと思いますよ。なにかあれば、行天先生に相談できるという安心感を私は持っていました。

高齢者が減少する一〇年後には、病院の縮小を考える必要がある

行天　今問題になっている地域差についてはどのようにお感じになりますか。また、東京一極集中というのは問題だと思いますか。

横倉　一極集中はよくないですね。明治の初めの頃の日本の県別人口を見ると、東京は一〇番以内に入っていません。一番多いのは石川県、次に新潟県といったいわゆる米所に多く人がいます。その後、中央集権による工業化ですよね。それでだんだんと東京、名古屋、大阪に人口が集中してくる。一極集中の一番の契機は大学進学ですよね。多くの人が大学進学で東京に集まるでしょう。そうすると卒業後、地元に戻らないで東京にいる。もしくはいったん戻ったとしてもまた仕事で東京に出ないといけないということになると、やはり均等な国土の再生といいますか、そういうものをやっていかないといけません。極度の一極集中はよくないと思います。

例えば、東京は今、極度の一極集中ですね。福岡県も福岡市に極度な集中があり、福岡市以外のところでだんだん人口が減ってくるということになると、やはりバランスがとれなくなってきます。

行天　横倉先生の病院の患者さんの動向としてはいかがでしょうか。

横倉　やはり人口が一番影響しますからね。

行天　そうすると、長期的に見ると減ってくるわけです。それと短期的には高齢者ばかりが中心になってくるのでしょうか。

横倉　今のところ、まだ高齢者数は大きく変わりませんが、おそらくあと一〇年、一五年後から高齢者も減少してきます。そうなったときには、病院をどう縮小していくかということを常に考えておかないといけないという状況ではあります。常にそれは意識しております。

かかりつけ医の基本は、患者さんの立場をよく理解すること

行天　医師の偏在についてはどのようにお考えでしょうか。

横倉　医療現場の問題の解決については、医師会に一番意見が集約できると思います。そこに集約して社会に対して発信をしていかないといけないですね。医師の偏在には、地域偏在と診療科偏在の二つの問題があります。地域偏在については、地域で医療が提供されないとその地域に人は住まないようになりますからね。へき地医療については、行政がしっかりと財源を出してでも医師を確保していかないといけないと思います。地方の地域密着型の病院は必要で、大事だと思います。

診療科偏在ですが、内科、外科、小児科等、からだ全体を診る診療科の先生方は、基本的にいろいろなものが診れますよね。医学生の時にそういう勉強をしていますから総合的な医療ができるようになる要素が非常に強いわけです。一方で眼科や耳鼻科など非常に専門的な診療科は、専門診療科として大事に残していかないといけません。ということで、総合的に診る内科医や外科医と専門診療科というような形で大きな括りをもう一度考え直さないといけませんね。専門医機構が立ち上げられたとき、内科のなかでも循環器科や消化器科など別々に細分化されました。そのあたりに課題があったと思っています。

外科にしても医療機器が非常に進歩しています。ダヴィンチ（手術支援ロボット）にしてもね。そういうものを適切に使うための基本的な解剖学や病理学をしっかり勉強した外科医が必要になってくると思います。

行天　子供好きな人で、赤ちゃんが生まれる喜びみたいなものを感じ、産科や小児科を選択する医師もいたわけです。けれども、今、小児科、産科が少ない。ものすごいハードワークで、とにかく二四時間対応は絶対必要になってきますよね。そうなると働き方の問題もありますし、また何をもってかかりつけ医と一般の人たちには考えてもらいたいのでしょうか。

横倉　私は福岡県医師会の会長時代にかかりつけ医の研修プログラムを始めました。基本的にはしっかりと診療ができて、患者さんの立場にたって考えるマインドをもつことが、かかりつけ医の第一歩であると考えて研修を始めました。

日本医師会でなんとかそれを広げようとしました。日医会長になって二年目の平成二五年のことです。病院団体といろいろ話し合いをして、かかりつけ医とはこういうものだという定義を出しました。

そしてその後に「日医かかりつけ医機能研修制度」を立ち上げましてね。その研修もやはり患者さんの立場にたってアドバイスや診療をしましょうということです。医療の基本の部分なのですよね。その基本の部分を忘れないようにするのが、かかりつけ医だと思います。患者さんの立場をよく理解することが一番の基本だと思いますね。

しかし国の審議会では、かかりつけ医にはどういう技術が必要かという議論に流れがちです。けれども、どういう技術が必要だ、どういう知識をもっているかというのは医師として当然であって、そもそもっているものなのです。

それ以上に大事なことは、何度も繰り返しますけども、患者さんの立場にたった医療をするということを実践できる医師であり、そのようなマインドをもつことがかかりつけ医としての一番の基本だと思います。

かかりつけ医というのは、国の制度として押し付けられるものではなく、それぞれの医師が日々の診療のなかで患者さんと向き合い、患者さんの立場にたって一緒になって考える主体的自律的な存在であると思うのです。

医師として一番大事なのは、人間性

行天　私は日本の医療というのはせっかくいい制度を持ちながらこのままでは維持できないと思っていますが、どうお考えでしょうか。

横倉　国民皆保険制度のもと、国民のみなさまに必要な医療が届くようにならないといけません。我々医師は、国民・患者さんの声を聴く身近な存在として積極的に意見を出していくべきだと思います。

行天　開業医の高齢化が相当のスピードで進行しているので心配しています。

横倉　急速に進行しています。今、開業されている医師の平均年齢が六〇歳を超えていますからね。一〇年くらいでクリニックを閉めるとかね。同級生といろいろ話しますと、七〇歳くらいでやめたい、やめたという医師が多いですよ。私も八〇歳なりました。七〇歳から七五歳あたりで皆さん、クリニックをやめるか、後継ぎに任せるという方が多いですね。そうすると、今六〇歳の医師は一〇年くらいで世代交代をしていかないといけなくなります。

行天　後継ぎ問題というのは、先生の時にもお父様は困って随分悩んでいらしたし、横倉先生ご自身も悩んでいると思いますが、これからは短期間にそれを決断しなければならなくなりますね。

横倉　特に人口の少ないところは深刻です。過疎地域で開業している同世代の医師のなかにはもう自分の子どもにはこんな厳しい仕事をさせたくないという意見もあります。一方でそういうところに新しく開業するのはなかなか困難ですが、子どもたちが後を継いでくれているところもあります。今、母校の医学部同窓会長の仕事をしていまして、九州一円、いろいろなところにお伺いすることが多いのですが、過疎地域で頑張っている医師と話をしておりますと、親から医術だけでなく、地域の医師として患者さんの立場を考えるマインドをしっかり受け継いでいると感じます。

行天　医師が七〇歳になったらやめるというのは、ちょっと違うと思います。やはり医師として何が一番大事かと言うと、人柄と人間関係だと思うんです。初対面の苦しんでる患者さんに対して、ファーストコンタクト、ファーストインプレッションでたくさんの人間関係を一瞬に作らなければならないのですから、それは大変な技術だと思います。だから医師であるという誇りと責任を持つと同時に、その考え方、あり方というのも自信を持って進めていただければと思います。

横倉　その通りです。人間性ですね。

行天　だから横倉先生がお持ちのお人柄が新しい日本の医療構造の中で古くても、一番大事なものとして残っていくと思います。

横倉　ありがとうございます。本日は敬愛する行天先生と対談する時間をつくっていただいてありがとうございました。行天先生に初めてご講演をお願いしたことがある意味、医師会活動に入っていくきっかけになったと思っております。これからもどうぞよろしくお願いいたします。

横倉 義武（よこくら・よしたけ）
日本医師会名誉会長、社会医療法人弘恵会ヨコクラ病院理事長。
国民、患者さんの健康のために、患者さんに最も身近なかかりつけ医の立場から、安心できる医療介護を目指して地域医療を支える活動を続けている。ニューレジリエンスフォーラム共同代表、一般社団法人日本危機管理医学会代表理事などを務める。
著書には、『新型コロナと向き合う―「かかりつけ医」からの提言』（岩波新書）、『医療安全に対する私の考え―医療安全活動のリーダー達から』（一般社団法人国際医療安全推進機構出版）、『医のみち』（杏林舎新書）、『対談集 和のこころ』（弘文堂）がある。

【経歴】
昭和19年　福岡市生まれ
昭和44年　久留米大学医学部卒業
昭和52年　医学博士取得
昭和52年から昭和54年　ドイツ留学
帰国後は大学に戻り、外科医として臨床・研究・後進の育成に携わる。
昭和63年から平成14年　大牟田医師会監事、理事
平成２年から平成18年　福岡県医師会理事、専務理事、副会長
平成18年から平成22年　福岡県医師会長
平成22年から平成24年　日本医師会副会長
平成24年から令和２年　日本医師会長　第19代
平成29年から平成30年　世界医師会長　第68代
令和３年　春の叙勲　旭日大綬章受章

●装幀・本文デザイン・DTP　株式会社明昌堂

未来の医療界を牽引するリーダーたちへ
――日本医師会長回想録

2024年11月20日　初版第1刷発行

著　者　　横倉 義武
発行者　　林　諄
発行所　　株式会社日本医療企画
〒104-0032　東京都中央区八丁堀3-20-5
S-GATE八丁堀
TEL03-3553-2861（代表）
印刷所　　三美印刷株式会社

ISBN 978-4-86729-358-4　C3036